国家卫生健康委员会"十四五"规划教材配套教材
全国高等学校配套教材

供医学影像学专业用

医学影像物理学实验

第 5 版

主　审　童家明

主　编　张瑞兰　李祥林

副主编　吴小玲　王亚平　刘迎九　汪红志

编　者（以姓氏笔画为序）

王　岚（哈尔滨医科大学）	汪红志（华东师范大学）
王广新（华北理工大学）	张瑞兰（北华大学）
王亚平（锦州医科大学）	范文亮（华中科技大学同济医学院附属协和医院）
石继飞（内蒙古科技大学包头医学院）	罗明艳（天津医科大学）
刘东华（新乡医学院）	赵　强（华北理工大学）
刘迎九（北华大学）	莫嘉雯（广西中医药大学）
李祥林（滨州医学院）	徐春环（牡丹江医学院）
杨庆华（川北医学院）	高　杨（牡丹江医学院）
吴小玲（南京医科大学）	温　良（中国医科大学）

人民卫生出版社

·北　京·

图书在版编目（CIP）数据

医学影像物理学实验 / 张瑞兰，李祥林主编. —5
版. —北京：人民卫生出版社，2022.9
全国高等学校医学影像学专业第五轮规划教材配套教材
ISBN 978-7-117-33477-8

Ⅰ. ①医… Ⅱ. ①张… ②李… Ⅲ. ①影像诊断－医
用物理学－实验－医学院校－教材 Ⅳ. ①R445-33

中国版本图书馆 CIP 数据核字（2022）第 156237 号

人卫智网	www.ipmph.com	医学教育、学术、考试、健康，购书智慧智能综合服务平台
人卫官网	www.pmph.com	人卫官方资讯发布平台

医学影像物理学实验

Yixue Yingxiang Wulixue Shiyan

第 5 版

主　　编：张瑞兰　李祥林
出版发行：人民卫生出版社（中继线 010-59780011）
地　　址：北京市朝阳区潘家园南里 19 号
邮　　编：100021
E - mail：pmph @ pmph.com
购书热线：010-59787592　010-59787584　010-65264830
印　　刷：三河市尚艺印装有限公司
经　　销：新华书店
开　　本：787×1092　1/16　印张：15　插页：4
字　　数：365 千字
版　　次：2002 年 11 月第 1 版　　2022 年 9 月第 5 版
印　　次：2022 年 10 月第 1 次印刷
标准书号：ISBN 978-7-117-33477-8
定　　价：49.00 元

打击盗版举报电话：010-59787491　E-mail：WQ @ pmph.com
质量问题联系电话：010-59787234　E-mail：zhiliang @ pmph.com
数字融合服务电话：4001118166　E-mail：zengzhi @ pmph.com

医学影像物理学仿真实验软件开发人员

（以姓氏笔画为序）

王广新（华北理工大学）

石继飞（内蒙古科技大学包头医学院）

刘东华（新乡医学院）

刘迎九（北华大学）

李　宁（北华大学）

李祥林（滨州医学院）

吴小玲（南京医科大学）

汪红志（华东师范大学）

张瑞兰（北华大学）

罗明艳（天津医科大学）

周久光（北华大学）

赵　强（华北理工大学）

前　言

"立德树人"是教育的根本任务。课程教材作为育人的载体，直接关系到人才培养的方向和质量。《医学影像物理学实验》（第5版）是国家卫生健康委员会"十四五"规划教材配套教材，供全国医学影像学专业本科教学使用，因而既要反映学科的最新进展，还要生动地体现教育思想和观念的更新；既注重知识目标的达成，更追求铸魂育人的功能。

自2002年出版《医学影像物理学实验》以来，经过近20年使用、修订再版，至今第5版出版在即，得到了全国各大院校的肯定，并取得了很好的社会效益。2021年被确定为吉林省本科高校省级重点建设教材。

新一届编委会成立于2021年5月，主要由第4版编委及主教材《医学影像物理学》（第5版）部分编委组成，并于2021年7月召开编写会，明确了本教材的编写指导思想：在原版基础上进一步体现"两性一度（高阶性、创新性和挑战度）"，融入思政元素，增设素质目标。

《医学影像物理学实验》（第5版）包含传统实验、仿真实验两大部分，涵盖X射线影像、超声成像、磁共振成像、核医学影像四大影像，共计47个实验项目。与第4版相比，①实验项目融入了思政元素，每个实验项目的实验目标在原有"知识目标"基础上增加了"素质目标"，以充分体现实验环节在培养学生动手能力，探索精神，创新能力，科学素养，团结协作能力，分析问题、解决问题、提出问题的能力等方面的优势，并尽力达成。②近一半实验项目的实验内容中，除面向全体学生的"基本实验"部分外，增设了"选做实验"，提升实验课程的"两性一度"，为学有余力的学生提供提升能力、挑战自我、勇攀高峰的机会与可能。③新增了9个实验项目，其中有7个仿真实验项目，方便实验设备短缺的院校有更多项目可选做。④根据多年使用反馈，对部分实验项目进行了删、补、整合。⑤请主教材《医学影像物理学》（第5版）主编、青岛大学童家明教授担任主审，保证内容、思想、顺序与主教材高度一致。可供全国各大院校医学影像学专业、生物医学工程专业选用。

本教材能够再版至今，要感谢中国医科大学张泽宝教授、北华大学胡继光教授、天津医科大学吉强教授、牡丹江医学院仇惠教授、华北理工大学侯淑莲教授等前辈卓有成效的工作，对他们致以最诚挚的敬意！

新版教材中有理解不深入，考虑不全面、不当之处，敬请使用本实验教材的同行、学者和同学们提出宝贵的意见和建议，以便今后再版时有的放矢地补充修订。

主　编
2022年6月

目　录

第一部分　传 统 实 验

第二部分　仿真实验

第一部分 传统实验

实验一 电子束的聚焦与偏转

一、实验目标

（一）知识目标

1. 了解电子束聚焦与偏转的原理，观察电子束在电场和磁场中的聚焦现象。
2. 掌握测量电子束在电场和磁场中的偏转位移。
3. 理解各种成像设备中显像管的基本原理。

（二）素质目标

1. 激发探究热情，追求科技创新精神，提升信息获取能力。
2. 培养追求真理、团队合作的科学精神。

二、实验器材

电子和场实验仪、万用表、数字万用表、直流稳压电源。

三、原理及仪器介绍

（一）原理

各种成像设备中的示波管、显示器、电视显像管、摄像管等的外形和功用虽然各不相同，但它们都有一个共同点，即利用了电子束的聚焦和偏转使电子束在荧光屏上清晰地成像。本实验就是利用示波管研究电子束在电场和磁场中的运动规律。

1. 示波管的结构　如图 1-1 所示，示波管是一个抽成真空的玻璃管，管内部件分为电子枪、偏转板和荧光屏三部分。其中电子枪是示波管的核心部件，它由阴极 K、控制栅极 G、第一阳极 A_1 和第二阳极 A_2 等同轴不同半径的金属圆筒（筒内膜片中心设有小孔）组成。灯丝 H 通电后，阴极被加热发射出大量热电子。第一阳极 A_1 的电势比阴极 K 高几百伏，第二阳极 A_2 的电势更高，这样在 K-A_2 之间形成强电场，使阴极发射的热电子被加速，最后打在荧光屏上，发出可见光，显示了电子射线的落点。控制栅极 G 加有比阴极低的负电压，用来控制到达荧光屏的电子数，以改变荧光屏上光点的亮度，故称为辉度调节。

2. 电子束在纵向电场中的聚焦（电聚焦）　从电子枪阴极逸出的热电子是沿着不同方向散射的，为了在荧光屏上得到一个细小的光点，用一定形状的电场改变电子的运动方向，把电子会聚成一细束。这种产生聚焦作用的静电场装置称为电子透镜。电子枪内的第一阳极 A_1 与第二阳极 A_2 就组成了一个电子透镜，如图 1-2 所示。电子透镜聚焦作用的强弱决

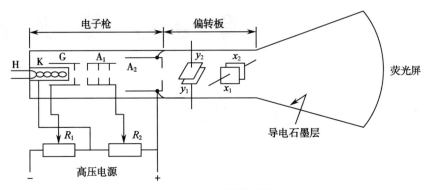

图 1-1　示波管的结构

定于 A_1 与 A_2 之间的电场分布，即决定于 A_1、A_2 与阴极 K 之间的电压 U_1（聚焦电压）、U_2（加速电压）的大小。可以证明，当 U_1、U_2 满足一定的比例关系时，电子束在荧光屏上会聚成一个直径非常细小的亮点，这个关系通常称为聚焦条件。用 EF-4S 型电子和场实验仪，可以很方便地调整 U_1、U_2，检验聚焦条件，也可以定性观察聚焦效果与 U_1、U_2 的相关性。

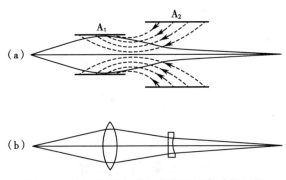

图 1-2　电子透镜（a）与光学透镜（b）的对比

3. 电子束在横向电场中的偏转（电偏转）　当示波管的两块 y 轴（或 x 轴）偏转板加上电压时，通过两板间的电子束将受到电场力的作用而发生横向偏移。如图 1-3 所示，设偏转板长为 l，两板间距离为 d，偏转板中心到荧光屏的距离为 L，加速电压为 U_2，偏转电压为 U_d，经过加速的电子以速度 v_z 进入偏转电场，受电场力的作用，运动方向发生改变，偏向正极板一侧。电子离开偏转板后，不再受电场力的作用，它将以离开偏转板时的速度匀速前进，并打到荧光屏上。经理论推导可得

$$D = \frac{lLU_d}{2dU_2} \tag{1-1}$$

式（1-1）表明，荧光屏上光点的位移（偏离荧光屏中心点的距离）D 与偏转电压 U_d 的大小成正比。比例系数在数值上等于偏转电压为 1V 时，屏上光点位移的大小，称为示波管的电偏转灵敏度 S，即

$$S = \frac{D}{U_d} = \frac{lL}{2dU_2} \tag{1-2}$$

式（1-2）表明，电偏转灵敏度 S 与 l 及 L 成正比，与 d 及 U_2 成反比。其中 l、d、L 可理解

为与偏转板相关的几何量,当它们一定时,S 只随加速电压 U_2 的增大而减小。

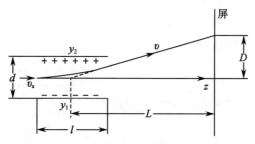

图 1-3　电子束在电场中的偏转(电偏转)

4. 电子束在横向磁场中的偏转(磁偏转)　电子束通过磁场时,会受到洛仑兹力的作用而发生偏转。如图 1-4 所示,设实线方框内有磁感应强度为 B 的均匀磁场,方向垂直纸面向外,方框外 $B=0$。当电子以速度 v_z 垂直射入磁场中($v_z \perp B$),受洛仑兹力的作用,在磁场区域内做匀速圆周运动,轨道半径为 R。电子离开磁场区域后将做匀速直线运动,该直线偏离 z 方向 φ 角,若偏转角 φ 不很大,则

$$D = \frac{lLeB}{mv_z} \tag{1-3}$$

式(1-3)中 D 为磁偏转位移,由此可见,D 的大小与磁感应强度 B 有关。如果在示波管的两侧分别插入两个偏转线圈,当电流通过线圈时,将在管径内部产生横向磁场。所以,通过改变线圈中电流的大小就可以改变磁感应强度,从而改变电子束在磁场中的偏转位移。

5. 电子束在纵向磁场中的聚焦(磁聚焦)　设电子以一定速度 v 射入磁感应强度为 B 的均匀磁场中,且 v 与 B 成任意夹角 θ,如图 1-5 所示,v 可分解为 $v_z = v\cos\theta$ 和 $v_r = v\sin\theta$ 两个分量,径向分量 v_r 使电子在与 B 垂直的平面内做匀速圆周运动,轴向分量 v_z 使电子沿 B 的方向做匀速直线运动,两个运动的合成使电子的轨迹成为一条螺旋线,其螺距(即电子每旋转一周前进的距离)为 $h = 2\pi mv_z / eB$。

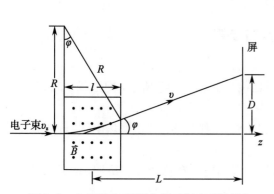

图 1-4　电子束在磁场中的偏转(磁偏转)

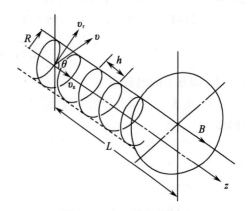

图 1-5　电子的螺旋运动

若从磁场中某点 A 发射出一束很细的电子,其速率 v 近似相等,且与 B 的夹角 θ 很小,则 $v_z = v\cos\theta \approx v$,$v_r = v\sin\theta \approx v\theta$,由于速度的径向分量不同,在磁场的作用下,电子将沿着不同的螺旋线前进。但由于它们的速度的轴向分量 v_z 近似相等,经过螺距 $h = 2\pi mv_z / eB = 2\pi mv / eB$

后又重新会聚在 A' 点，这种现象称为磁聚焦现象，如图 1-6 所示。实际上，只要电子在 B 方向上运动的距离 L 是螺距 h 的整数倍，都会出现纵向磁聚焦现象。因此，只要逐渐增强磁场，可以观察到电子束在纵向均匀磁场作用下周期性的聚焦与散焦现象。纵向磁场可由套在示波管上的螺线管通以直流电产生。

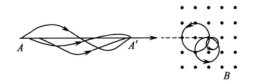

图 1-6　均匀磁场的磁聚焦

（二）仪器介绍

EF-4S 型电子和场实验仪：主要研究和验证电子束在不同的电场和磁场条件下的运动规律。主要有电源区、高压区、XY 偏转区、接线区。

1. 电源区　电源插座（注意接地要良好）且电源开关拨向"开"位置，仪器接通电源指示灯亮，保险管座用 0.5 安培保险丝。

2. 高压区

（1）电压定义：加速电压 V_2：⊥(V_{A2})—V_K；聚焦电压 V_1：V_{A1}—V_K；栅压（辉度）V_G：V_G—V_K；参考点 V_K。

（2）旋钮及接线孔：加速电压旋钮：可用于调节 V_K 对地电压（1 100～1 250V）；聚焦旋钮（500～850V）：可用于调节 V_{A1} 对 V_K 的电聚焦电压。栅压（辉度）：可用于调节 V_G 对 V_K 电压，控制荧光屏上光点的亮度。V_K、V_G、V_{A1}：为插线孔或测量孔。

注意：做电偏转，电聚焦，磁偏转三个实验时，V_{A1}—A_1，⊥(V_{A2})—A_2。

3. XY 偏转区　X 调零、Y 调零、V_{dX} 偏转、V_{dY} 偏转，分别调节 V_{X1}、V_{Y1}、V_{dX}、V_{dY} 四个插线孔对地电压。调零及 XY 偏转接线：V_{X1}—X_1，V_{dX}—X_2，V_{Y1}—Y_1，V_{dY}—Y_2。注意：光点调零时，V_{X1}—X_1，V_{Y1}—Y_1 必须连接。

4. 接线区　1、2、3、4、5 连线钮，X、Y 接线钮。

四、内容与步骤

1. 观察纵向电聚焦

（1）实验仪中示波管灯丝电压、栅极电压已接好。如图 1-7 所示，把连线 1、2、3、4、5 接好。

（2）闭合灯丝开关，令"加速电压"旋钮处于低端，"栅压 V_G"和"聚焦电压"旋钮处于适中位置，然后接通电源。

（3）聚焦选择开关置于"点聚焦"位置，调节"聚焦电压""栅压 V_G"旋钮，使屏上光点最细，亮度适中。

（4）用万用表 2 500V 档测加速电压 U_2，1 000V 档测聚焦电压 U_1，50V 档测栅压。

（5）改变加速电压 U_2，调聚焦电压 U_1 和栅压 U_G，使荧光屏上光点达最佳聚焦（与上面步骤 3 时状态相同），测量 U_1、U_2、U_G 值（至少测 3 组）。分析测量结果，你可得到什么结论？

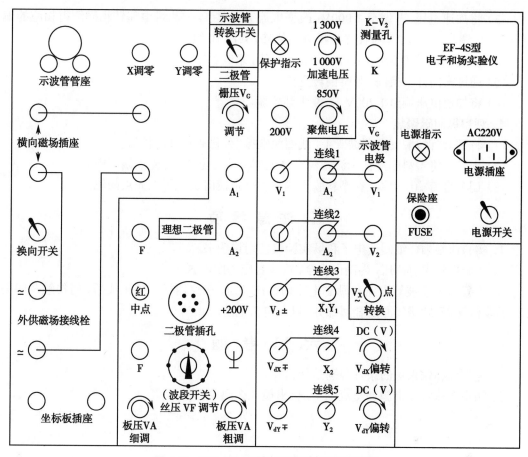

图 1-7　EF-4S 型电子和场实验仪面板图

2. 测量电偏转位移

（1）将加速电压调至 1 000V。

（2）光点调零：用数字万用表直流 200V 档"−"接 Y_1、"+"接 Y_2（如测 X 偏转则将 Y_1、Y_2 换成 X_1、X_2），测偏转电压 U_d。调 U_{dy}（或 U_{dx}）使 $U_d = 0$，这时光点应在 y（或 x）轴的中心（或一侧），若不在，调"Y 调零"（或"X 调零"）旋钮，使光点处在中心（或一侧）。

（3）调节偏转电压 U_d，使光点在刻度板上每次移动两小格，测出 U_d 及对应的偏转位移 D（共测 10 组）。

（4）以 U_d 为横轴，D 为纵轴，分别作 D-U_{dx}，D-U_{dy} 关系直线，求出两条直线的斜率，即得 x 轴和 y 轴的电偏转灵敏度。

（5）将加速电压调至 1 200V，重新聚集，但栅压不变，重复上述实验。你能否估计这时的 D-U_d 关系直线与上次有何不同，为什么？

3. 测量磁偏转位移

（1）示波管各电极的连接同上，两只偏转线圈分别插入示波管两侧，直流稳压电源（带毫安表）接到实验仪"外供磁场接线栓"处。

（2）调直流稳压电源使线圈中的电流 $I = 0$，此时光点应位于荧光屏的中心，若光点不在中心，可调整"Y 调零"（或"X 调零"）旋钮。

（3）将加速电压 U_2 调至 1 000V，改变电流 I 的大小，与测量电偏转相同测得相应的偏转位移 D（调节换向开关，可使光点反方向位移，共测 10 组）。

（4）以 I 为横轴，D 为纵轴，作 D-I 关系直线，求其斜率。

（5）通过换向开关换向，观察偏转变化。

（6）将加速电压调至 1 200V，重复上述实验。

4．观察纵向磁聚焦

（1）将螺旋管线圈套在示波管上，线圈两端接"外供磁场接线栓"。

（2）用胶带将塑料膜贴在示波管荧光屏上调节偏转电压，使光点偏离中心。

（3）调节直流稳压电源，在塑料膜上描下不同电流时荧光屏上光点的轨迹。

五、注 意 事 项

1．实验前必须仔细阅读电子和场实验仪使用说明书。

2．实验电路中有高压，为确保安全，接线时应关闭电源。

3．本仪器内示波管电路和励磁电路均存在高压，在仪器插上电源线后，切勿触及印刷板、示波管管座、励磁线圈的金属部分，以免电击危险。

六、思 考 题

1．电聚焦和磁聚焦的条件分别是什么？

2．如果在偏转板上施加交流电压，会出现什么现象？

（石继飞）

实验二　周期电信号的分解与合成

一、实 验 目 标

（一）知识目标

1. 了解常用周期信号的傅里叶级数表示方法。

2. 理解信号频谱的含义，掌握用带通滤波器选频电路对周期电信号进行傅里叶分解与合成的原理。

3. 掌握用谐波电源获取一个非正弦周期信号的方法。

（二）素质目标

1. 训练创造性思维，培养求真创新的精神。

2. 通过开展小组内协商学习，加强组内成员合作，培养学生独立思考与自主学习能力并增强学生的合作意识。

二、实 验 器 材

周期电信号波形傅里叶分析仪、双踪示波器。

三、原　　理

任何电信号都是由各种不同频率、幅值和初相的正弦波叠加而成的。一个非正弦周期函数可以用一系列频率成整数倍的正弦函数来表示，其中与非正弦周期波具有相同频率的成分称为基频或一次谐波，其他成分则根据其频率为基频频率的 $2, 3, 4, \cdots, n$ 等倍数分别称二次、三次、四次、$\cdots n$ 次谐波，其幅度将随谐波次数的增加而减少，直至无穷小。由波的合成与分解可知，不同频率的谐波可以合成一个非正弦周期波，反过来，一个非正弦周期波也可以分解为无限个不同频率的谐波成分。

（一）周期信号傅里叶分析的数学基础

任意一个满足狄利克雷条件的周期为 T 的函数 $f(t)$ 都可以表示为傅里叶级数

$$f(t) = \frac{1}{2}a_0 + \sum_{n=1}^{\infty}(a_n \cos n\omega_1 t + b_n \sin n\omega_1 t)$$

$$a_0 = \frac{1}{T_1}\int_{T_1} f(t)\,\mathrm{d}t$$

$$a_n = \frac{2}{T_1}\int_{T_1} f(t)\cos n\omega_1 t\mathrm{d}t$$

$$b_n = \frac{2}{T_1}\int_{T_1} f(t)\sin n\omega_1 t\mathrm{d}t$$

其中 ω_1 为角频率，称为基频，$a_0/2$ 为常数（相当于信号的直流分量），a_n 和 b_n 称为第 n 次谐波的幅值。

　　一个非正弦周期函数可用傅里叶级数来表示，级数各项系数之间的关系可用一个个频谱来表示，不同的非正弦周期函数具有不同的频谱图。各种周期性非简谐交变信号的傅里叶级数表达式如下，其波形如图2-1所示，方波频谱图如图2-2所示。

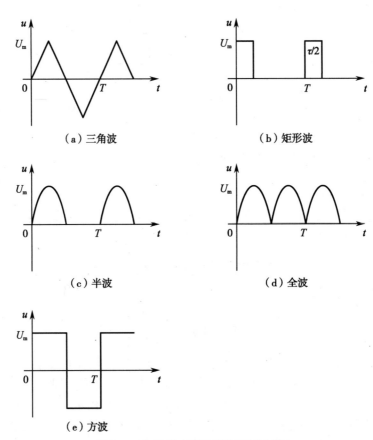

（a）三角波　　　　　　　　　　　　　　（b）矩形波

（c）半波　　　　　　　　　　　　　　　（d）全波

（e）方波

图2-1　各种非正弦周期信号的波形

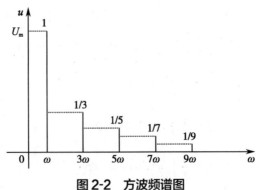

图2-2　方波频谱图

1. 三角波

$$u(t) = \frac{8U_\mathrm{m}}{\pi^2}\left(\sin\omega t - \frac{1}{9}\sin 3\omega t + \frac{1}{25}\sin 5\omega t - \cdots\right)$$

2. 矩形波

$$u(t) = \frac{\tau U_\mathrm{m}}{T} + \frac{2U_\mathrm{m}}{\pi}\left(\sin\frac{\tau\pi}{T}\cos\omega t + \frac{1}{2}\sin\frac{2\tau\pi}{T}\cos 2\omega t + \frac{1}{3}\sin\frac{3\tau\pi}{T}\cos 3\omega t + \cdots\right)$$

3. 半波

$$u(t) = \frac{U_\mathrm{m}}{\pi} + \frac{U_\mathrm{m}}{2}\left(\cos\omega t - \frac{4}{3\pi}\cos 2\omega t - \frac{4}{15\pi}\cos 4\omega t + \cdots\right)$$

4. 全波

$$u(t) = \frac{4U_\mathrm{m}}{\pi}\left(\frac{1}{2} - \frac{1}{3}\cos 2\omega t - \frac{1}{15}\cos 4\omega t - \frac{1}{35}\cos 6\omega t + \cdots\right)$$

5. 方波

$$u(t) = \frac{4U_\mathrm{m}}{\pi}\left(\sin\omega t + \frac{1}{3}\sin 3\omega t + \frac{1}{5}\sin 5\omega t + \frac{1}{7}\sin 7\omega t + \cdots\right)$$

由以上各式可知，任何周期信号都可以表示为无限多次谐波的叠加，谐波次数越高，振幅越小，它对叠加的贡献就越小，当小至一定程度时（如谐波振幅小于基波振幅的 5%），则高次的谐波就可以忽略而变成有限次数谐波的叠加。

（二）用带通滤波器选频电路对周期信号进行傅里叶分解

由上述公式可知，方波和三角波都只包含奇次谐波（$n=1，3，5，\cdots$）成分，因此可用相同的选频电路来对具有相同周期的这两种波进行谐波分解。滤波器就是对输入信号的频率具有选择性的一个二端口网络，它允许某些频率（通常是某个频带范围）的信号通过，而其他频率的信号受到衰减或抑制。根据幅频特性所表示的通过或阻止信号频率范围的不同，滤波器可分为低通滤波器（LPF）、高通滤波器（HPF）、带通滤波器（BPF）和带阻滤波器（BEF）四种。把能够通过的信号频率范围定义为通带，把阻止通过或衰减的信号频率范围定义为阻带。而通带与阻带分界点的频率 ω_0 称为截止频率或转折频率。图 2-3 是带通滤波器中的一种电路，图 2-4 是它的幅频特性，其中 $H(\mathrm{j}w)$ 为通带的电压放大倍数，ω_0 为中心频率，ω_L 和 ω_H 分别为低端和高端截止频率。本实验通过一组中心频率等于该信号各谐波频率的带通滤波器，获取该周期性信号在各频点信号幅度的大小，如图 2-5，其中 LPF 为低通滤波器，可分解出非正弦周期函数的直流分量，BPF1～BPF6 为调谐在基波和各次谐波上的有源带通滤波器，加法器用于信号的合成。

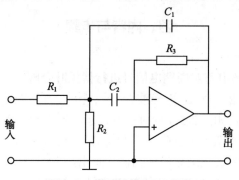

图 2-3　带通滤波器原理图

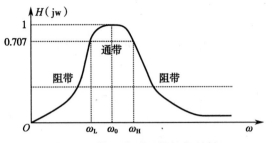

图2-4 带通滤波器的幅频特性

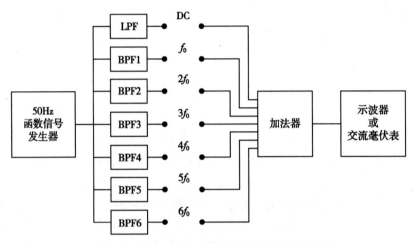

图2-5 信号分解与合成实验装置结构框图

（三）谐波的合成

同样，如果按某一特定信号，在其基波及其谐波处的幅度与相位可以合成该信号。理论上需要谐波点数为无限，但由于谐波幅度随着谐波次数的增加，信号幅度减少，因而只需取一定数目的谐波数即可。如要合成一个方波或三角波电信号，需要符合如下条件的一组正弦电信号：①它们的频率之比为 $1:3:5:\cdots$；②它们的初相位彼此相等；③各正弦信号的电压幅值之比满足要求（方波时为 $1:\dfrac{1}{3}:\dfrac{1}{5}:\cdots$，三角波时为 $1:\dfrac{1}{9}:\dfrac{1}{25}:\cdots$）。通过加法器把各正弦波相加，其中负的谐波项只需把相应的正弦波拨到反相即可。

四、内容与步骤

（一）基本实验部分

1. 用带通滤波器选频电路对周期电信号进行傅里叶分解

（1）分别将 50Hz 单相三角波、矩形波、半波、全波、方波的输出信号接至 50Hz 电信号分解与合成模块的输入端（如图2-5），同时接双踪示波器观察输入波形。

（2）将各带通滤波器的输出（注意各种不同信号所包含的频谱）分别接至示波器，观测各次谐波的频率和幅值，列表记录频率和幅值并画出波形图。

（3）将方波分解所得的基波和小于五次的谐波分量分别接至加法器相应的输入端，观测加法器的输出波形,并记录之。

2. 方波的合成

(1)选择实验仪谐波电源部分,基波的频率固定为 50Hz,二次、三次、四次、五次谐波电源的频率分别固定为:100Hz、150Hz、200Hz、250Hz,幅度可调。二至五次谐波电源可取反相输出。

(2)调节谐波幅度,把谐波选择开关分别拨到 f_1、f_2、…档,观察谐波电压数码显示表,使 50Hz、150Hz、250Hz 的正弦信号的输出幅度比满足 $1:\dfrac{1}{3}:\dfrac{1}{5}$,100Hz、200Hz 的输出调节为零,二至五次谐波电源输出与基波同相位(即相位切换开关拨在下面)。

(3)依次将各次谐波的输出接到加法器的输入端进行叠加,观察合成的波形,画出此合成的波形。

3. 三角波的合成

(1)按上述实验步骤(1)(2)调节基波、三次谐波、五次谐波电源的输出,使其幅度之比满足 $1:\dfrac{1}{9}:\dfrac{1}{25}$,并且取三次谐波反相输出(相位切换开关拨在上面)。

(2)依次将各次谐波的输出接到加法器的 3 个输入端进行叠加,观察合成的波形,并画出此合成的波形。

(二)选做实验

根据不同的傅里叶级数表达式,学生自己设计实验步骤,调节各谐波电源和倒相(相位),获取所需信号波形。

五、思 考 题

1. 周期性信号的频谱特性是什么?什么样的周期性函数没有直流分量和余弦项?
2. 各次谐波输出幅度的改变,对合成信号有何影响?
3. 各次谐波相位的改变,对合成信号有何影响?
4. 分析理论合成波形与实验观测合成波形之间误差产生的原因。

(高 杨)

实验三　光电效应及普朗克常数测定

一、实验目标

（一）知识目标

1. 加深对光电效应和光的量子性的理解。
2. 学习验证爱因斯坦光电效应方程的实验方法，并测定普朗克常数。

（二）素质目标

1. 学习科学家的创新思维方式，领略其独特的研究方法。
2. 培养追求真理、勇于探究的科学精神。

二、实验器材

普朗克常数测定仪（套）。

三、原理及仪器介绍

（一）原理

1. 光电效应与爱因斯坦方程　以合适频率的光照射在金属表面上，有电子从表面逸出的现象称为光电效应。观察光电效应的实验如图 3-1 所示。GD 为光电管，K 为光电管阴极，A 为光电管阳极，G 为微电流计，V 为数字电压表，R 为滑线变阻器。调节 R 可使 A、K 之间获得从 $-U$ 到 0 到 $+U$ 连续变化的电压。当光照射光电管阴极时，阴极释放出的光电子在电场的作用下向阳极迁移，并且在回路中形成光电流。光电效应有如图 3-2 所示的实验规律：

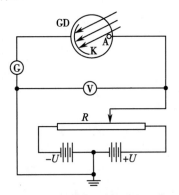

图 3-1　光电效应实验示意图

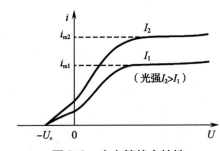

图 3-2　光电管伏安特性

（1）光强一定时，随着光电管两端电压增大，光电流趋于一个饱和值 i_m，对不同的光强，饱和电流 i_m 与光强 I 成正比。

（2）当光电管两端加反向电压时，光电流迅速减小，但不立即降到零，直至反向电压达到 U_c 时，光电流为零，U_c 称为截止电压。这表明此时具有最大动能的光电子被反向电场所阻挡，则有

$$\frac{1}{2}mv_{\max}^2 = eU_c \qquad (3-1)$$

实验表明光电子的最大动能与入射光强度无关，只与入射光频率有关。

（3）改变入射光频率 v 时，截止电压 U_c 随之改变，U_c 与 v 呈线性关系（图3-3）。实验表明，无论光多么强，只有当入射光频率 v 大于 v_c 时，才能发生光电效应，v_c 称截止频率。对于不同金属的阴极，v_c 的值也不同，但这些直线的斜率都相同。

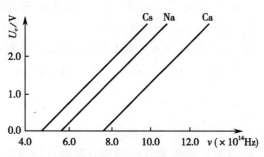

图3-3　截止电压 U_c 与入射光频率 v 关系曲线

（4）照射到光电阴极上的光无论怎么弱，几乎在开始照射的同时就有光电子产生，延迟时间最多不超过 10^{-9}s。

上述光电效应的实验规律是光的波动理论所不能解释的。爱因斯坦光量子假说成功地解释了这些实验规律。它假设光束是能量为 hv 的粒子（称之为光子）组成的，其中 h 为普朗克常数，当光束照射金属时，以光粒子的形式射在表面上，金属中的电子要么不吸收能量，要么就吸收一个光子的全部能量 hv。只有当这个能量大于电子摆脱金属表面约束所需要的逸出功 W 时，电子才可能吸收光子的全部能量并会以一定的初动能逸出金属表面。根据能量守恒定律有

$$hv = \frac{1}{2}mv_{\max}^2 + W \qquad (3-2)$$

式（3-2）称为爱因斯坦光电效应方程。将式（3-1）代入式（3-2），并且知 $v \geqslant W/h = v_c$，则爱因斯坦光电效应方程可写为

$$hv = eU_c + hv_c$$
$$U_c = \frac{h}{e}(v - v_c) \qquad (3-3)$$

式（3-3）表明了 U_c 与 v 呈一直线关系，此式从理论上说明了为什么在以光电效应为主的 X 射线摄影中，X 射线能量越低，图像的对比度就越大。由直线斜率 k 可求 h，$h = ek$，由截距可求 v_c。这正是密立根验证爱因斯坦方程的实验思想。

2. 实际测量中截止电压的确定　实际测量的光电管伏安特性如图3-4所示，它要比图3-2复杂。这是由于：

（1）存在暗电流和本底电流：在完全没有光照射光电管的情况下，由于阴极本身的热电

子发射等原因所产生的电流称暗电流。本底电流则是由于外界各种漫反射光入射到光电管上所致。这两种电流属于实验中的系统误差,实验时须将它们测出,并在作图时消去其影响。

（2）存在反向电流：在制造光电管的过程中,阳极不可避免地被阴极材料所沾染,而且这种沾染在光电管使用过程中会日趋严重。在光的照射下,被沾染的阳极也会发射电子,形成阳极电流即反向电流。因此,实测电流是阴极电流与阳极电流的叠加结果。这就给确定截止电压 U_c 带来一定麻烦。若用交点 U_c' 来替代 U_c,有误差;若用图中反向电流刚

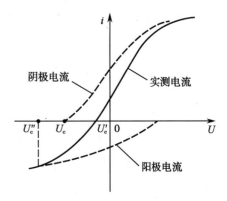

图3-4　实际测量的光电管的 i-U 曲线

开始饱和时拐点 U_c'' 替代 U_c,也有误差。究竟用哪种方法,应根据不同的光电管而定。本实验中所用的光电管正向电流上升很快,反向电流很小,U_c' 比 U_c'' 更接近 U_c,故本实验中可用交点来确定截止电压 U_c。

（二）仪器介绍

仪器主要由光源（低压汞灯、光阑、限流器）、接收暗箱（干涉滤光片、成像物镜、光电管等）以及微电流放大器（机内装有供光电管用精密直流稳压电源）组成。光源与接收暗箱安装在带有刻度尺的导轨上,可以根据实验需要调节二者之间的距离,其结构原理如图3-5所示：

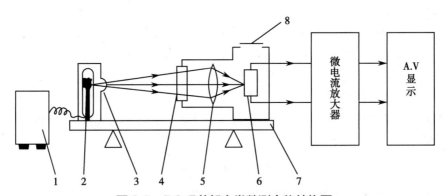

图3-5　PC-Ⅱ普朗克常数测定仪结构图

1. 汞灯限流器；2. 汞灯及灯罩；3. 光阑；4. 干涉滤光片；5. 成像物镜；6. 光电管；
7. 带刻度导轨；8. 观察口。

1. 光源　采用 GP-20Hg 低压汞灯,光谱范围 320.3～872.0nm,可用谱线 365.0nm、404.7nm、435.8nm、491.6nm、546.1nm、577.0nm、579.0nm。汞灯安装在灯座上并用灯罩遮住。

2. 干涉滤光片　干涉滤光片的主要指标是半宽度和透射率,透过某种谱线的干涉滤光片不应允许其附近的谱线透过。本仪器选用 GP-20Hg 低压汞灯发出的可见光中强度较大的 4 种谱线,所以仪器配以 4 种干涉滤光片,透过谱线分别为 404.7nm、435.8nm、546.1nm、577.0nm。干涉滤光片全口径 ϕ40mm,装在圆形镜框中,有效通光口径为 ϕ37mm。使用时

将它插入接收暗箱的进光口径内以得到所需要的单色光。

3. 物镜　采用专门为此测试仪设计的镜头，旋转接收暗箱前的进光筒。可调节物镜与光电管之间的距离，使汞灯成像在光电管阴极面上。

4. 光电管　采用 1997 型测普朗克常数专用光电管，光谱响应范围 320.0～670.0nm；最佳灵敏波长 350.0nm ±20.0nm；577.0nm 单色光照射时截止电压与 404.7nm 单色光照射时截止电压之差为 0.960～0.875V，暗电流约 10^{-12}A；反向饱和电流与正向饱和电流之比小于 0.5%。

光电管安装在接收暗箱内。打开暗箱后侧板，松开光电管座螺钉，可调节光电管的左右位置；松开光电管上下紧固螺钉，可调节光电管的上下位置，使灯丝正好落在光电管阴极面中央。

实验时打开接收暗箱顶部观察窗盖板，可观察汞灯在光电管阴极面上的成像情况。安装光电管时，同时打开暗箱侧盖板与顶部观察窗盖，光电管阳极与管座内伸出的两根线（端头已焊在一起）同时焊接后将光电管插入管座，将带有鳄鱼夹的接线夹住光电管顶部的阴极出线。光电管安装好后，应按上面介绍的方法调节其高低位置，左右位置一般在出厂时已调好。如图 3-6 所示。

5. 数字式微电流放大器（包括 −2V～ +2V 光电管工作电源）　这是一种数字显示式微电流测试仪器，如图 3-7 所示。电流测量范围 10^{-13}～10^{-8}A，分六档十进变位。开机 60min 后 8h 内测量档零点漂移不大于 ±2%。电压量程为 −2V～ +2V 及 −200V～ +200V 两档；数显 $3\frac{1}{2}$ 位 LED 数字电表，利用功能选择键分别显示电压值和电流值；光电管工作电源 −2V～ +2V，机内供给，精密可调，稳定度小于 0.1%。如将外接电缆插入面板"外接电压"插孔，这时机内 −2V～ +2V 电源自动断开，外接电压直接加在电压调节器上，机外输入电压范围 0～ +200V。

机箱后设有 *X-Y* 函数记录仪接线柱，可以与记录仪配合使用，画出光电管 *I-U* 特性曲线。

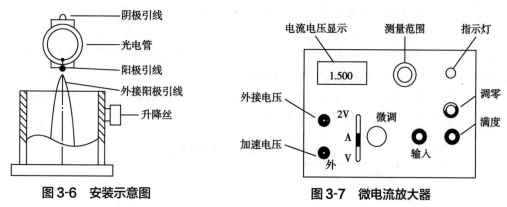

图 3-6　安装示意图　　　　　图 3-7　微电流放大器

四、内容与步骤

（一）准备

1. 用专用电缆将微电流仪输入端与接收暗箱输出端接口连接起来，将接收暗箱"加速电压"输入端插座与放大器电压输出端插座连接起来，将汞灯座下侧电线与限流器连接好，将微电流仪与汞灯限流器接上电源，打开微电流仪的电源开关及汞灯限流器开关，充分预热（一般为 20min 左右）。

2．将测量范围旋钮调到"短路"，除去遮光罩，打开观察窗盖，调整光源及物镜位置，使汞灯清晰地成像在光电管阳极圈中央部位。调整好后将遮光罩盖好。

3．将功能键拨至"A"；旋转"调零"旋钮使放大器短路电流为"00.0"。将"测量范围"旋钮转至"满度"，旋转"满度"旋钮使电流值为"100.0"。然后将"测量范围"旋钮再转至"短路"，用调零电位器调整为"00.0"。

（二）测量光电管的 i-U 特性曲线、测定截止电压

1．除去遮光罩，装上波长为 404.7nm 的滤光片，将电表功能键拨至"2V"，转动电压调节旋钮，使电表显示"−2V"。将电表功能键拨至"A"，转动"测量范围"旋钮至 10^{-12} 档，这时数字表显示的数值即为该电压下的电流值。

2．按上述方法从 −2V 至 0V 到 2V 之间选出若干个点，测得相对应的电流值，将数值分别填入表 3-1。纵坐标以每厘米表示 10^{-12}A，横坐标以每厘米表示 0.1V，在方格纸上作出 i-U 特性曲线。

表 3-1　四种波长下光电管的 i-U 值

404.7nm	U/V					
	$i/\times 10^{-12}$A					
435.8nm	U/V					
	$i/\times 10^{-12}$A					
546.1nm	U/V					
	$i/\times 10^{-12}$A					
577.0nm	U/V					
	$i/\times 10^{-12}$A					

3．由于本仪器所用光电管的暗电流、反向电流很小，一般使用时可近似地将 i-U 特性曲线负值段忽略，因此在测试 U_c 时只要将电表功能键拨至"A"，测量范围旋钮拨至" 10^{-12} "档，缓慢调节加速电压，使光电流显示为"00.0"。然后将功能键拨至"2V"，这时显示的电压值即为此单色波长的截止电压 U_c。将数据填入表 3-2 中。

4．按上述方法依次换上 435.8nm、546.1nm 和 577.0nm 滤色片，分别测得各单色光的 i-U 特性曲线和 U_c 值。将数据填入表 3-1、表 3-2 中。

表 3-2　四种波长下光电管的 U_c 值

$\lambda/$nm	404.7	435.8	546.1	577.0	$k=$
$v/\times 10^{14}$Hz					$h=$
U_c/V					$E=$

（三）求普朗克常数和实验误差

1．**作 U_c-v 的实验曲线**　在方格纸上以纵坐标表示 U_c，每厘米代表 0.1V。以横坐标代表频率，每厘米代表 10^{14}Hz，作出 U_c-v 的实验曲线，它是一条直线。

2．**求普朗克常数和实验误差**　在上述直线上取 ΔU_c 和相应的 Δv 值，求出直线的斜率

$k = \dfrac{\Delta U_c}{\Delta v}$，由 $h = ek$ 即可求出 h 值。算出实验值与公认值（6.626×10^{-34}J·s）之间的百分偏差，将各数值填入表 3-2 中。

五、注 意 事 项

1. 实验不必在暗室进行。但为了提高测试精度，应尽量减少光照，特别不应使光线直射光电管。如果测试环境湿度较大而影响测试精度，可预先将光电管进行干燥处理。实验过程中应保持光源和光电管间的距离不变。

2. 为延长光电管使用寿命，光孔应注意随时用遮光罩盖住，并注意防潮。

3. 滤色片是较贵重的精密器件，切勿用手或非镜头纸触摸、揩擦玻片和污染玻片。注意玻片不能松动，务必平整放在窗口上。

4. 本仪器应注意防震、防尘、防潮。汞灯及光电管外壳和聚光镜如沾染尘埃应及时用药棉蘸乙醇、乙醚混合液轻擦干净。仪器应置于通风干燥处，平时应加防尘罩。

六、思 考 题

1. 实验时能否将干涉滤光片插到光源的光阑口上？为什么？

2. 从截止电压 U_c 与入射光频率 v 的关系曲线，你能确定阴极材料的逸出功吗？

3. 测定普朗克常数的实验中有哪些误差来源？实验中如何减少误差？

4. 在以光电效应为主的 X 射线摄影中，X 射线能量的高低与图像的对比度的关系是什么？

（刘东华）

实验四　医学数字图像获取

一、实验目标

（一）知识目标
1. 了解数码照相机和扫描仪的基本原理、构造及使用方法。
2. 学会数字图像资源获取的一般方法。

（二）素质目标
1. 培养善于观察、主动学习、积极探索的能力。
2. 训练解决问题思路清晰、逻辑解释及合理推断的能力。

二、实验器材

数码照相机、扫描仪、计算机、打印机、医学标本、U盘。

三、原理及仪器介绍

教学中使用的数字图像，有两个主要获取途径：一是利用现有的数字图像，如购买数字图像库、从网络下载等；二是要自己制作数字图像，如屏幕捕捉、数码照相机拍摄、扫描仪扫描等方法。本实验仪器主要介绍数码照相机（digital camera）和扫描仪。

（一）数码照相机简介

1. 数码照相机的工作原理　数码照相机的工作原理如图4-1所示，入射光线经数码照相机的镜头会聚到光电传感器上成像。光电传感器将图像转换成模拟电信号，传送到相机的图像处理系统。图像处理系统将模拟电信号转换为数字信号。接下来MPU（微处理器）对数字信号进行压缩并转化为特定的图像格式，例如JPEG格式。经过压缩的图像储存到相机的储存器上。

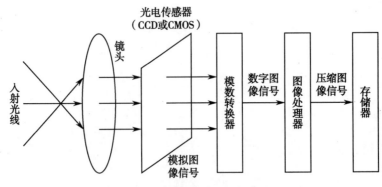

图4-1　数码照相机工作原理

18

2.数码照相机的主要组件　数码照相机主要的组成部件是镜头、图像传感器、LCD屏和数码储存器。

3.数码照相机的主要技术参数　数码照相机主要技术参数包括：白平衡、AE（auto expose）自动曝光、AF（auto focus）自动对焦、焦距、景深、像素、分辨率等，参数之间相互依赖与制约，需根据不同的输出需要选择合适的参数搭配。

（二）数码照相机使用方法

目前数码照相机有很多种品牌和型号，其使用方法大致相同。这里以某常见数码照相机为例，介绍其使用方法。

该数码照相机为200万像素，3倍光学变焦，其外形如图4-2和图4-3所示。

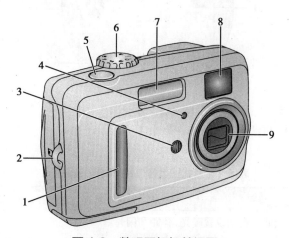

图4-2　数码照相机前视图

1.防滑条；2.腕带孔；3.麦克风；4.自拍定时器；5.快门按钮；6.模式拨盘；7.闪光装置；8.取景器镜头；9.镜头。

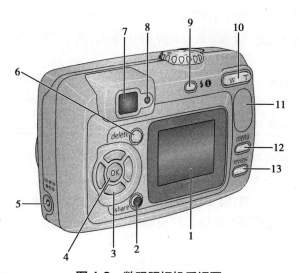

图4-3　数码照相机后视图

1.相机屏幕（LCD：液晶显示屏）；2.Share（分享）按钮；3.控制器按钮（4向）；4.OK（确定）按钮；5.直流输入（3V）；6.Delete（删除）按钮；7.取景器；8.就绪指示灯；9.闪光灯/状态按钮；10.变焦按钮（广角远摄）；11.防滑条；12.Menu（菜单）按钮；13.Review（查看）按钮。

使用方法如下：

1. 首先将模式拨盘从 OFF（关闭）旋转至任何其他位置，如图 4-4 所示。此时相机屏幕会显示模式说明，要中断说明，请按任意按钮。当改变模式时，就绪指示灯呈绿色闪烁，表示相机在自检，自检完毕点亮绿色。模式拨盘各位置所对应的拍摄模式如表 4-1 所示。

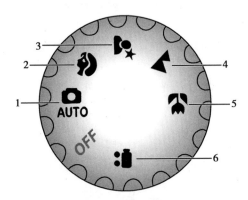

图 4-4　模式拨盘
1. 自动；2. 纵向；3. 夜间；4. 风景；5. 特写；6. 录像。

表 4-1　模式拨盘各位置所对应拍摄模式

拍摄模式	用途
自动	用于一般拍照。自动设置曝光、焦距和闪光灯
纵向	全幅人物肖像。主体清晰，背景模糊。拍摄对象应放在 2m（6ft）外的地方，且只对头部和肩部姿势进行取景
夜间	用于拍摄夜景，或在弱光条件下拍摄。将相机放置在平坦的表面上或者使用三脚架。由于快门速度较慢，建议被拍照者在闪光灯闪光之后保持不动，停住几秒钟
风景	适用于拍摄远处的主体。除非将闪光灯打开，否则闪光灯不会闪光。在风景模式下，您无法使用自动对焦取景标记
特写	主体可距离镜头 10～60cm（3.9～23.6in）；远摄模式下，主体可距离镜头 20～60cm（7.9～27.6in）。如有可能，请使用现场光代替闪光灯。使用相机屏幕为主体取景
录像	拍摄有声录像

2. 使用取景器或相机屏幕为主体取景。按 OK（确定）按钮即可打开相机屏幕。

3. 将快门按钮按下一半并保持不动以设置曝光和焦距。

4. 就绪指示灯变绿时，将快门按钮完全按下进行拍照。就绪指示灯呈绿色闪烁时，表明正在保存照片，此时仍然可以拍摄。如果就绪指示灯为红色，要等到就绪指示灯变成绿色才可以拍摄。

5. 按 Review（查看）按钮可查看照片或录像，此时按 ◄/► 可以前后翻动查看。再按一次 Review 按钮退出查看状态。

6. 在查看过程中，按 Delete（删除）按钮可以删除当前查看的图像。退出时，请突出显示"退出"，然后按 OK（确定）按钮；或者再次按 Delete（删除）按钮即可。

7. 要关闭相机,将模式拨盘旋到 OFF(关闭)位置。相机将结束正在处理的操作。

(三)扫描仪简介

扫描仪(scanner)能够把相片、印刷文件或手写文件等转化成数字图像,人们通常将扫描仪用于计算机图像的输入。一台典型的平板式扫描仪的组成部分包括:电荷耦合器(CCD)阵列、反射镜、扫描头、玻璃板、灯、透镜、上盖、滤色镜、步进电机、平衡杆、传动带、电源、接口端口、控制电路。

扫描仪的核心部件是 CCD 阵列。CCD 是扫描仪图像抓取领域最常用的技术。CCD 由大量微小的感光二极管组成,感光二极管能将光子(光)转换成电子(电荷)。扫描的文档图像经过一系列的反射镜、滤色镜和透镜到达 CCD 阵列。这些元器件的具体排列取决于扫描仪的型号,但基本原理大致相同。

四、内容与步骤

(一)拍摄医学标本照片

1. 将模式拨盘转到特写模式上。

2. 将像素调到最高,针对医学标本或手掌正面(约 10cm)使用相机屏幕为主体取景。按 OK(确定)按钮打开相机屏幕。

3. 将快门按钮按下一半并保持不动以自动设置曝光和焦距。

4. 当相机屏幕中的方框由蓝色变为红色,且就绪指示灯变绿时,保持相机平稳,将快门按钮完全按下进行拍照。改变拍照距离按上述步骤再拍一张。

(二)拍摄室外人物和风景照片

将相机带到室外,将模式拨盘设置为"自动",分别拍摄远(6m 以上)、中(2～6m)、近(2m 以下)景物或人物相片各 2 张。

(三)拍摄录像

将模式拨盘设置为"录像",使用相机屏幕为主体取景,按快门按钮然后松开。要停止录制,请再次按下快门按钮。如果影像存储器已满,录制就会停止。各人互相拍一段 5s 左右的录像。如不满意可选择删除照片或录像:在查看(Review)模式下显示照片/录像时按 Delete(删除)按钮。

(四)查看刚刚拍摄的照片或录像

拍摄完照片或录像后,将相机带回实验室,将相机拍摄的照片或录像传输到计算机,也可用 U 盘(自带)复制,自行分析照片或录像。上交照片一张,说明拍摄情况,分析照片质量。

(五)用扫描仪获取数字图像

在制作多媒体教学软件或教学网站时,如果需要的图像可以从教科书、图书杂志、挂图、照片或印刷品等传统的教学媒体资源中找到,可以用扫描仪把它们转换成数字图像。

以图 4-5 所示彩色扫描仪为例,介绍用扫描仪获取数字图像的方法。

1. 扫描前的准备　一是使用 USB 连接线将

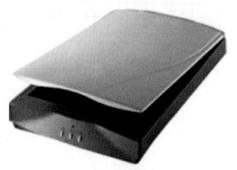

图 4-5　扫描仪外观

扫描仪与计算机连接，接通电源。现在的扫描仪大部分无电源开关，不用时它会自动恢复为省电模式；二是安装扫描仪驱动程序和扫描仪应用程序。

本实验中的"MiraScan 6"是一个融合了驱动程序和应用程序的软件，安装后桌面显示"MiraScan 6"的图标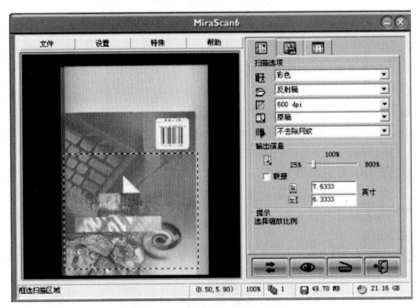。

2. 扫描图像

第1步：打开扫描仪的上盖，将要扫描的图像正面朝下放入扫描仪中，并将图像的位置放正，合上盖子。

第2步：单击"开始／程序／Mira Scan6"，启动扫描仪应用程序，如图4-6所示。然后在"一般任务设置"选项卡中对扫描图像的参数进行设置，根据扫描图像的用途设置合适的分辨率，可参考表4-2，其他参数可以根据实际需要设置或使用默认设置。在"任务事件"选项卡中设置扫描图像输出时"另存为文件"及文件保存的位置。

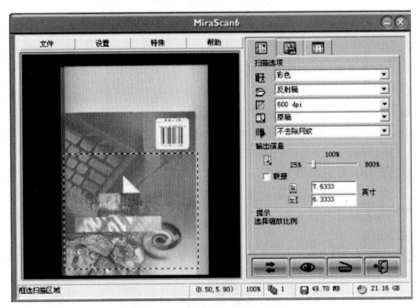

图4-6 扫描仪应用程序界面

表4-2 根据用途设置合适的分辨率

用途	扫描分辨率	格式
在显示屏上显示（Web，e-mail）	72dpi 或 100dpi，30 位	JPEG
打印输出快照	200dpi 或 300dpi，30 位	TIFF
扩大快照或打印输出大幅照片	最高分辨率，30 位	TIFF

第3步：单击"预览 ◉ "按钮，进行预扫，预览扫描范围是否得当。调整扫描区域的虚线框，可重新调整扫描范围，也可重新设置扫描参数，获得理想的扫描效果。

第4步：单击"扫描 ⌇ "按钮开始扫描，出现扫描进度提示，此时扫描仪的指示灯不断闪烁。

扫描完成后，扫描的图像自动被保存在指定的位置，默认名为"Image1"。并且自动显示扫描后的图像。对扫描得到的数字图像,通常要经过一定的处理才可以使用。

（六）网络下载数字图像资源及屏幕图像的捕捉(略)

五、注 意 事 项

1. 注意拍照时焦距、景深与像素的选择。

2. 遵守照相机和扫描仪的操作顺序,否则将损坏仪器。

六、思 考 题

1. 评价图像质量的参数有哪些?

2. 图像的空间分辨率与像素之间有何关系?

（范文亮）

实验五　利用 Photoshop 处理数字图像

一、实验目标

（一）知识目标

1. 熟悉并能运用图像处理软件 Photoshop 中有关图像调整的命令，对图像进行分辨率、灰阶、对比度等的调整。

2. 明确像素的概念及数字图像的特点，加深对数字图像的理解。

3. 进一步理解空间分辨力（或称空间分辨率）、灰度分辨力对图像质量的影响。

（二）素质目标

1. 通过感受 Photoshop 强大的图像处理功能，激发强烈的求知欲。

2. 培养勇攀高峰、敢为人先的创新精神。

二、实验器材

计算机、摄影照片、中文版 Photoshop。

三、原理及软件介绍

我们从显示器上可以识别出一条线、一幅照片、一部动画片。但对于计算机而言，却以相同的方式看待它们——把它们当成数据，一堆可操作的数据。不同的数据代表不同的信息，给我们以不同的视觉形象，即不同的数字图像。正如不同的 CT 值分布对应不同的 CT 片灰度像一样。与传统摄影冲洗相片的暗室相对应，在"数字暗室"中，对图像的操作、处理过程称为"成像"。

数字成像和传统摄影虽然目的相同，都是生成一幅图像，但它们生成图像的方式不同。通过摄影底片中的胶粒和数字矩阵中的像素生成图像是两个不同的途径。另外，化学摄影生成之后，再想进行编辑、处理非常困难。而数字图像的可操作性非常强，可根据需要对一幅源图像进行各种各样的后期处理。本实验的主要内容就是学习用 Photoshop 图像处理软件对一幅源图像进行各种处理，从而了解数字图像的概念、组成及其极强的可操作性的特点。

数字图像是指把一幅图像看成由若干个像素组成的像素矩阵，而计算机又将每一个像素当作数字数据来处理，所以说数字图像又是数字矩阵。"像素"就是一个面积元，是构成一幅图像的最小单元。而像素所对应的数据则代表该位置的颜色信息。计算机中又把"像素"当作一个度量单位，用来度量计算机图像的大小。单位长度内像素的多少体现了图像的分辨率，图 5-1（a）和（b）分别是分辨率＝20 像素 /cm 和分辨率＝80 像素 /cm 的打印效果图。显然，相同面积内，像素越多，图像就越精细、越清晰；像素越少，图像就越粗糙、越模糊。

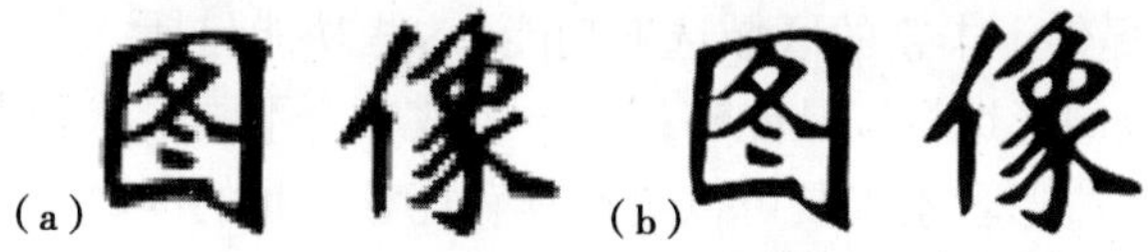

图 像　图 像

(a)　　　(b)

图 5-1　分辨率与图像质量的关系

(a) 20 像素 /cm；(b) 80 像素 /cm。

不只可以通过改变分辨率来改变图像质量，还可以通过改变"亮度"(brightness)、"色调"(tone)、"对比度"(contrast)等来调整图像。要了解这些概念，首先要了解色彩模型。

RGB 模式被称为真彩色 (true color)，是 Photoshop 中最受欢迎的模式。它有 3 个色彩信息的信道：红色 (Red)、绿色 (Green)、蓝色 (Blue)。每个信道都有 8bit 的色彩信息——一个从 0 到 255 的亮度值色域。3 个信道组合起来，可以有 $256 \times 256 \times 256 = 1\,670$ 万种可能的颜色，是图像像素色彩性能能达到的顶峰。

"色调"应当这样来理解：当从一个光源发射出来的光由一组相当平均的波长组成时，光即成了白色。当某一波长占主导地位时，光就有一个特定的色调。例如，波长在 450nm 蓝色光占主导地位时，光呈蓝色调。RGB 模式中，当 B 的值远大于 R、G 的值时，色调偏蓝。

色调理论中，"对比度"是指相邻像素数值之间的差别，差别越大，对比度就越大。色调理论中的概念及图像调整的方法还有很多，不一一介绍。

数字图像是像素矩阵，更直接地说，是数字矩阵。那么对图像的任何调整都是对数据的处理。或增大，或减小，或通过某种算法在相邻数据之间插入新的数据等。了解这一点就真正了解了图像处理的本质，也使复杂的图像处理简单化。本着对数据说话的思想做下面的实验，头脑会更清晰，也更具意义。

Photoshop 是 Adobe 公司开发的基于图层的强大的图像编辑工具。它将选择工具、绘画工具、编辑工具、颜色校正工具以及特殊效果功能结合起来，提供了用户希望的甚至未曾想到的丰富的特性；且界面友好、操作方便、所见即所得，是目前专业平面设计人员所广泛使用的工具。在诸多图像处理软件中，Photoshop 以其强大的功能和运行的稳定性，一直处于霸主地位。它的主要功能和特点如下：

1. 支持多种图形文件格式　Photoshop 支持的文件格式很多，常用的有：TIF, PSD, BMP, TGA, JPEG, GIF 等。图像文件格式的不同表现在表示图像信息的方式不同、压缩图像数据的方式不同以及所支持的 Photoshop 和 ImageReady 的功能不同等。每种文件格式都有它的优势，同时也存在不足之处（可参阅 Photoshop 有关书籍）。其中 PSD 是 Photoshop 特有的带有图层信息的文件格式。

2. 支持多种颜色模式　颜色模式是图像处理软件一个重要的组成部分，Photoshop 中提供了位图、灰度、双色调、RGB、LAB、CMYK 以及索引模式等。最通用的是 RGB 颜色模式。

3. 可以任意处理图像尺寸和分辨率　用户可以利用"图像"|"图像大小"菜单，在不改变分辨率的情况下任意调整图像尺寸，或在不影响图像尺寸的情况下改变图像的分辨率。还可利用"图像"|"画布大小"菜单在原图像之外增加空白区域，或减小图像尺寸。

4. 多种区域选取方法　在 Photoshop 中，所有操作都与区域选择有关，即先选对象后操作。因此，Photoshop 提供了丰富的区域选取功能，这些功能包括：

（1）使用矩形和椭圆形选框工具能够指定一个或多个不同形状和大小的选择区域。

（2）使用曲线和多边形套索工具可以选择具有任意形状的区域。

（3）利用磁性套索工具，系统可根据设置的选项精确定位边界。利用魔棒可根据颜色范畴自动选择区域。

（4）在图像内选取某一颜色的范围，可作成一个有渐变效果的蒙版，利用快速蒙版功能可直接在图像上制作、修改和显示选择区域。

（5）利用图层、通道或路径选择区域。

5．可方便地调整颜色

（1）可替换颜色、去色、反转颜色、控制色彩平衡等。

（2）可利用吸管工具从图像中提取颜色，以设置当前色。

（3）可调整图像整体或选定区域的对比度和亮度。

（4）可调整图像整体或各色板的色阶、色相、饱和度和明度。

6．可分层编辑是 Photoshop 的一大特色，利用这一功能可对每一层分别进行编辑，各层编辑完毕再合并图层。

此外，Photoshop 提供了丰富的绘图功能、旋转和变形功能以及强大的滤镜功能等，且支持多种图像输入/输出设备。

四、内容与步骤

1．熟悉中文版 Photoshop

（1）计算机接通电源，打开计算机。

（2）点击"开始"|"程序"|adobe photoshop，打开 Photoshop 图像处理软件，熟悉界面、各菜单、工具栏等，了解软件基本功能。

2．在 Photoshop 中创建数字图像，了解空间分辨率对图像质量的影响。

（1）点击"文件"|"新建"，出现"新建对话框"。在对话框中定义如图 5-2 所示；定义完毕，点击按钮"确定"。

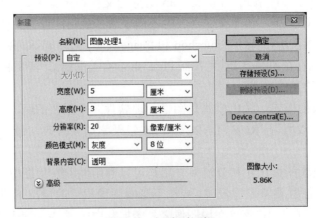

图 5-2　新建对话框

（2）点击工具栏中的文字工具 T，字号选 72，字体选"华文新魏"，在画板上写"图像"两字，点击"视图"|"打印方式"显示（实际打印输出效果），会发现两字很模糊，保存为"图像处理 1.jpg"。

（3）用上述同样方法新建一幅图像，上面还是写"图像"两字，唯一不同的是把分辨率改为 80 像素 /cm，保存为"图像处理 2.jpg"。

（4）将"图像处理 1"与"图像处理 2"插入 word 文档中，排版如图 5-1 所示，观察、理解、分析分辨率不同对数字图像质量的影响。加入相应说明文字，等待打印输出。

3．了解"色阶"（灰阶）（即灰度分辨力）与图像质量的关系。

（1）打开 1 幅 CT 图片（也可选实验四中获取的相片，先将相片转换为灰度模式："图像"|"模式"下选"灰度"即可）。

（2）选"图像"|"调整"|"色调分离"，打开色调分离对话框如图 5-3 所示：改变"色阶"值，取 128、8、2 三次值，分别存储为："图像处理 3-1""图像处理 3-2""图像处理 3-3"。同一幅图像，色阶不同，即每一个像素所能够体现的灰阶数不同，也就是灰度分辨率不同，导致图像质量有显著改变，将 3 幅图像在 word 文档中平铺放置，如图 5-4 所示。比较质量，从而了解灰阶（灰度分辨率）与图像质量的关系。等待打印输出。

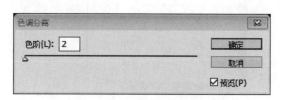

图 5-3　色调分离对话框

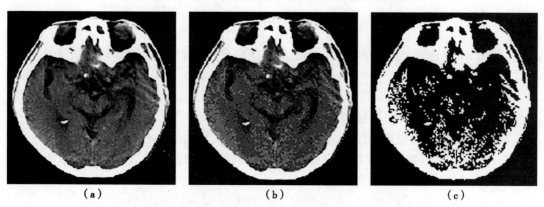

（a）　　　　　　　　　　（b）　　　　　　　　　　（c）

图 5-4　色阶（灰度分辨力）与图像质量之间的关系

（a）128 色阶；（b）8 色阶；（c）2 色阶。

4．通过调整"曲线"来调整图像的色调、对比度。

（1）打开 1 幅图像（学生可自行选用自己用数码照相机拍摄的感兴趣的相片进行处理），

其余图像关闭。

（2）点选"图像"|"调整"|"曲线"，打开曲线对话框如图5-5所示：在此对话框中，表格的横坐标[亮度杆表示0（最暗）～255（最亮）]代表了原图像的色调，纵坐标代表图像调整后的色调。调整曲线时，首先单击曲线上的点，然后按住左键拖动，即可改变曲线形状。当曲线向左上角弯曲时，图像色调变亮；反之，当曲线向右下角弯曲时，图像色调变暗。

单击曲线时所产生的点被称为节点，其值显示在下面的"输入"（横坐标）、"输出"（纵坐标）编辑框中。左下角为（0,0），右上角为（255,255）。若多次单击曲线可产生多个节点，从而可将曲线调整成比较复杂的形状，即数据矩阵进行复杂变化，对图像进行复杂调整。

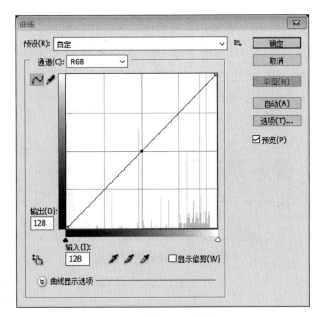

图5-5　曲线对话框

"曲线"命令是一个用途非常广泛的色调调整命令，利用它可以综合调整图像的亮度、对比度和色彩等。

如果在曲线上选择相近的两点，把这两点分别拖向下端、上端，是否就相当于我们CT像图像后处理技术中的"窗口技术"呢？

明白其中道理，可根据具体情况对图像进行有目的、更为细致的调整。

（3）用鼠标单击并拖动曲线上的点，进行曲线调整。打开"预览"，边调整边观察，直到自己认为满意为止。单击"确定"。

（4）将调整好的图像，加注文字说明用word文档排版，等待打印输出作品。

5．充分利用Photoshop强大的图像处理功能对图像进行后处理，感受数字图像特有的丰富的后处理特性。

仔细观察每步调整所引起的图像改变，从而了解这些命令的功能（对每步修改不做保存）。

6．正确关闭计算机、打印机，结束实验。

五、思 考 题

1. 通过本实验了解 CT 像的图像后处理技术。

2. 提交上述实验步骤中 2、3、4 步要求完成的 word 图文文档（电子文档或纸质文档）。

3. 试想每一条命令操作如此方便，而功能如此强大，其背后是什么样的程序在支撑？

（张瑞兰）

实验六　X射线半值层的测定

一、实 验 目 标

（一）知识目标

1. 熟悉电离室型剂量计的使用方法。
2. 掌握半值层的基本概念和测定方法。

（二）素质目标

1. 培养严谨、举一反三的学习和工作态度。
2. 提高分析问题及解决问题的能力。

二、实 验 器 材

诊断用X射线机、电离室型剂量计、标准滤过片铝片一套（纯度99.9%以上）、激光准直器、垂线、米尺等。

三、原　　理

半值层（HVL）是使一束X射线的强度衰减到其初始值一半时所需要的标准吸收物质的厚度。它反映了X射线的穿透能力，表征X射线质的软硬程度。利用半值层表示X射线的质虽然是一种粗糙的方法，但在实际应用中较为方便。医疗照射中，主要关心X射线在受检者体内的穿透情况，所以根据X射线在物质内的穿透能力，用半值层来表示X射线束的硬度是可取的。

若I_0、I分别表示X射线束通过吸收物质前、后的强度，根据单能X射线的衰减规律，当$I=\frac{1}{2}I_0$时，吸收物质的厚度就是半值层，所以

$$HVL=\frac{0.693}{\mu} \tag{6-1}$$

由式（6-1）可知，半值层与吸收物质的线性衰减系数μ成反比。因此，半值层亦随着X射线能量的增大而增大，随着吸收物质的原子序数、密度的增大而减小。对一定能量的X射线，描述其线质的半值层可用不同物质的不同厚度来表示。一般情况下，对管电压在120kV以下的X射线，常用铝作为表示半值层的物质，对管电压在120kV以上的X射线，常用铜作为表示半值层的物质。

若把最初X射线强度衰减一半所需的吸收物质厚度，称为第一半值层，记作H_1；继而再使透过的射线强度衰减一半时所增加的吸收物质厚度，称为第二半值层，记作H_2。诊断X射线的能谱是连续的，而不是单能的，为了表示X射线束通过物质后其线质的变化情

况，又引入了均质性系数 h，它在数值上等于第一半值层 H_1 与第二半值层 H_2 之比，它是 X 射线束能量均匀性的一种量度。

在本实验中，通过对比释动能率的测量来确定 X 射线的衰减情况，所谓比释动能率就是单位时间内比释动能的增量。而比释动能是不带电电离粒子，在质量为 dm 的某种物质中释放出来的全部带电粒子的初始动能总和除以 dm。本实验是在固定管电压及固有附加滤过的情况下，使用标准铝片作为滤过片，测其 X 射线的第一半值层 H_1、第二半值层 H_2，并计算其均质性系数 h。

四、内容与步骤

（一）准备

1. 半值层测定时所用 X 射线机房应宽大，室内不得放置与测量无关的其他物质，以避免散射线的影响。根据图 6-1 所示，用激光调整 X 射线管焦点，准直圆孔中心及电离室有效中心之位置，使其在一条直线上；用米尺准确地测量焦点至标准滤过片（即准直圆孔中心位置）的距离（FFD）为 50cm，焦点至电离室有效中心位置的距离（FCD）为 100cm，选用照射野最小的遮线筒，使投射在标准滤过片上的照射野直径不大于 4cm。

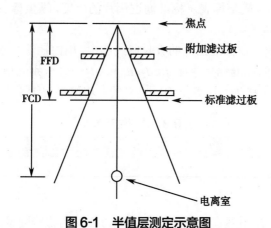

图 6-1　半值层测定示意图

2. 确定标准滤过片种类　选用标准铝片。

3. 预选照射条件

（1）管电压：$80\sim120$kV。

（2）管电流：100mA。

（3）照射时间：1s。

（二）步骤

1. 在准直器框内由薄到厚逐渐增加标准铝片厚度，如 0，0.5，1.0，…，d_i（mm），测出各自对应的透过比释动能率 $\dot{K}_0$，$\dot{K}_1$，$\dot{K}_2$，$\dot{K}_3$，…，$\dot{K}_i$，一直测到使透过 X 射线比释动能率低于 $\frac{1}{4}\dot{K}_0$ 为止。将测量数据记录于表 6-1 中。

2. 重复上述步骤 2 次，将测量数据记录于表 6-1 中。

表6-1 不同滤过片厚度时的透过比释动能率

标准铝片厚度 /mm		0	0.5	1.0	1.5	2.0	···	5.0
透过比释动能率 / $(mGy \cdot min^{-1})$	$\dot{K}_i$	$\dot{K}_0$	$\dot{K}_1$	$\dot{K}_2$	$\dot{K}_3$	$\dot{K}_4$		$\dot{K}_{10}$
	1							
	2							
	3							
	平均值							

（三）数据处理及测量结果

1. 相对比释动能率 相对比释动能率是各透过的比释动能率 $\dot{K}_i$ 与标准滤过片厚度为 0（未插入标准）时的比释动能率 $\dot{K}_0$ 之比，将相对比释动能率的计算结果记录于表6-2中。

表6-2 不同滤过片厚度时的相对比释动能率

标准铝片厚度 /mm	0	0.5	1.0	1.5	2.0	2.5	3.0	3.5	4.0	4.5	5.0
相对比释动能率	1										

2. 绘制标准铝片的吸收曲线 将表6-2中的相对比释动能率数值绘制在半对数坐标图纸（或方格坐标图纸上）。横坐标表示标准滤过铝片的厚度，纵坐标表示相对透过比释动能率（学生自己绘制吸收曲线图）。

3. 计算均质性系数 在标准铝片的吸收曲线图中，用内插法分别查出相对透过比释动能率为0.5及0.25对应的标准铝片厚度 d_1、d_2，d_1 和 $(d_2 - d_1)$ 分别为所求的第一半值层 H_1 和第二半值层 H_2。利用 $h = H_1/H_2$，计算出均质性系数并将结果记录于表6-3中。

表6-3 均质性系数 h

管电压 /kV	H_1	H_2	h

（四）选做实验

为了更深入地了解 X 射线在物质中的穿透能力会受到哪些因素的影响，分别尝试在附加滤过不变、改变管电压数值以及管电压不变而增加附加滤过两种情况下重复上述实验，并计算出第一半值层 H_1、第二半值层 H_2 及均质性系数 h。

五、注意事项

1. 详细阅读剂量计使用说明书，了解其使用方法和注意事项。
2. 测量前不知其比释动能率大小时可选用大量程，然后再改用适当量程。
3. 必须注意测量时间大于仪器读数建立时间。
4. 必须选用能量响应好的测量仪器。

六、思考题

1. 测定结果表明，连续 X 射线的均质性系数小于1，请说明原因。若 X 射线为单能窄束时，其均质性系数的值将会是什么情况？

2. 把焦点至电离室的距离(FCD)固定为 100cm，X 射线束直径为 10cm，将标准滤过片在 X 射线束中心轴上任意移动，即变更焦点至标准滤过片的距离(FFD)的大小，测其半值层，将 FFD 与半值层(HVL)的关系绘制成曲线。

3. 在 X 射线束中心轴上，移动电离室的位置即变更 FCD 的大小，但保持 $FFD = \frac{1}{2}FCD$ 不变，仍用上述条件，测其半值层，将 FCD 与半值层(HVL)的关系绘制成曲线。

4. 为了消除散射线的影响，除增大 FCD 外，还可将 X 射线束直径缩小到无限小，在 X 射线测定装置中，变更 X 射线束直径(变换遮线筒前端的出线口大小)。取不同的 FCD 值(仍需保持 $FFD = \frac{1}{2}FCD$)，其他条件不变，测其半值层，将 X 射线束直径 ϕ 与半值层(HVL)的关系绘制成曲线。

5. 如果你尝试了选做实验，试分析增加管电压后测得的半值层及均质性系数将发生怎样的变化？

6. 试分析管电压不变而附加滤过增加时测得的半值层及均质系数将发生怎样的变化？

（王　岚）

实验七　X射线辐射量的测量

一、实 验 目 标

（一）知识目标

1. 掌握 X 射线辐射仪的工作原理。
2. 学习使用 X 射线辐射仪测量不同距离处的 X 射线剂量率值。
3. 了解 X 射线的空间分布规律。

（二）素质目标

1. 培养将理论知识与实践相结合的能力。
2. 培养求知求真、勇于探索的科学精神。

二、实 验 器 材

FD 型 X-γ 闪烁辐射仪。

三、原理及仪器介绍

（一）原理

闪烁辐射仪是射线探测的基本仪器，主要由闪烁体和光电倍增管组成，是目前应用最多，也是最为广泛的电离辐射探测器之一。作为一种相当成熟的探测器，其显著的优势是：它既可以测量光子，也可以探测带电粒子，特别是对射线有很高的探测效率；经光电倍增管给出的电流脉冲有较强抗干扰能力，适用于较复杂环境的工作。

1. 闪烁体　闪烁体是由一定量的闪烁物质并加入少量激活物质以适当方式组成，是闪烁辐射仪的敏感元件。入射光子在闪烁体中发生光电效应和康普顿效应，把能量传给电子，这些电子最终通过电离或激发作用将能量沉积在晶格中。然后晶格发生退激，释放出被沉积的能量，其中一部分能量以荧光的形式释放出来。为了避免光逃逸，除了与光学窗接触的表面以外，晶体四周都填入白色的 MgO 或 Al_2O_3 反光粉，以便将尽可能多的荧光光子收集到光电倍增管中。

NaI（Tl）晶体是常用的一种闪烁体，其优点是：①密度较大，荧光反应作用截面大，对射线阻止本领高，探测效率高、发光效率高。②荧光闪烁衰减时间短，时间分辨力高，适于高计数工作。③产生荧光光子数与入射射线的能量二者之间的线性关系好，其发射光谱与光电倍增管的光谱响应能很好地匹配，提高了光电转换效率。此外，该晶体制作较为简单，所以应用广泛。但 NaI（Tl）晶体易潮解，吸收空气中的水分而变质失效，在使用中须仔细封装。因此整个辐射仪用铝制或薄不锈钢外壳包裹起来，铝和薄不锈钢不透光，但对射线的衰减很小，可以屏蔽外界的光线、防止潮气侵蚀晶体和机械损伤。

2．光电倍增管 光电倍增管是一种具有极高灵敏度和超快时间响应的真空光电器件，其内部由光阴极、聚焦电极、电子倍增系统（也称二次极、打拿极或联极）及阳极组成。其工作过程为：光子入射光阴极产生光电子，光电子经聚焦电极进入电子倍增系统，通过进一步的二次发射得到倍增放大，放大后的电子收集于阳极，形成阳极电流和电压。

光阴极材料为锑、钾、铯，在 400nm 波长处有最大的光电发射，可与闪烁体很好地匹配，并有较低的噪声及较高的稳定度。

聚焦电极在光阴极和电子倍增系统中的第一倍增极之间，其作用是使光阴极产生的光电子尽可能多地集中到第一倍增极的有效面积上。电子倍增系统由若干倍增极组成，工作时各电极依次加上递增电位。从光阴极发射的光电子经聚焦电极入射到第一倍增极上，产生一定数量的二次电子，这些二次电子在电场加速下又打在下一个倍增极上，数量再次得到倍增，如此倍增下去，直到电子流被阳极收集。阳极收集的电子总数与光阴极发射的光电子数成正比，而光电子数与闪烁体发射荧光光子数成正比，即电流脉冲幅度与入射射线的能量成正比。

（二）仪器介绍

FD 型 X-γ 闪烁辐射仪采用一体化结构（图 7-1），仪器面板上配置点阵式液晶显示器及触摸式键盘。电源供给为 2 节普通 1 号电池，旋开电池盖即可更换。仪器内置光电倍增管和 NaI（Tl）闪烁体，灵敏度为 350cps·μSv^{-1}，能量响应范围为 0.06～3.0MeV，测量范围为 0.01～200μSv·h^{-1}。

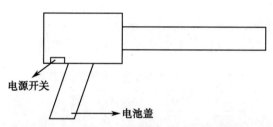

电源开关

电池盖

图 7-1 FD 型 X-γ 闪烁辐射仪外观结构简图

仪器面板上共有 5 个触摸式按键，功能如下：

RESET 键：在任意设置情况下按下此键，界面返回初始界面。

▼下选键：向下或向后选项。

▲上选键：向上或向前选项。

←确认键：选中项目后进行确认。

→退出键：退出设置回到初始界面。

仪器开机后做检测用，每秒显示当前 3 秒钟的测量平均值，因而对放射性突变有很强的反应能力，但由于测量时间较短，对于低水平放射性测量有一定的读数统计涨落。

仪器提供了 6 种不同的辐射剂量率报警限值，分别为：0.25μSv·h^{-1}，0.50μSv·h^{-1}，2.50μSv·h^{-1}，20.00μSv·h^{-1}，100.00μSv·h^{-1}，200.00μSv·h^{-1}，并配以提示声响。仪器开机后默认的报警限值为 0.25μSv·h^{-1}。

此外，仪器还具有定时功能，可选择的定时时间有 10s，30s，1min，2min，5min，10min，30min，60min，共 8 种，可根据不同的需要进行选择。

仪器的操作使用方法如下：

1. 将电池盖旋开，正确放入电池。

2. 按下电源开关键，仪器显示初始页面。

3. 按"←"键进入主菜单界面，主菜单设置共有"测量""方式""报警""检验""帮助"5个选项，可按"▼"键和"▲"键在选项间移动，按"←"键进入当前选项即确认。

4. 选中"测量"选项，按"←"键进入测量状态，屏幕上方显示当前的测量值，下方显示报警阈值。

5. 选中"方式"选项，按"▼"键和"▲"键可选择测量方式为检测和定时方式，在定时方式下可选择定时时间。

6. 选中"报警"选项，可选择报警剂量限值，当前测量值如果超过报警阈值则仪器有声响提示。

7. "检验"选项供仪器调试用，用户忽略。

8. "帮助"选项提供简要的单位换算表。

四、内容与步骤

（一）基本实验部分

1. 选择距离 X 射线管分别为 0.5m，1.0m，1.5m，2.0m，2.5m，3.0m，3.5m，4.0m 的位置（最好在一条直线上），在 X 射线管相同工作条件下，使用辐射仪对这些位置上的 X 射线剂量率值进行测量。

2. 每个位置多次测量，并取平均值，填入表 7-1。

3. 使用描点法，绘制剂量率值 H 与距离平方倒数 $1/r^2$ 的曲线。

表 7-1 不同距离处的 X 射线剂量率值

次数	距离							
	0.5m	1.0m	1.5m	2.0m	2.5m	3.0m	3.5m	4.0m
1								
2								
3								
平均值$\bar{H}$								

4. 在 X 射线管相同工作条件下，选择距离 X 射线管 1.0m 的各不同方位进行剂量率值 H 的测量，每点均需进行多次测量，并取平均值$\bar{H}$。

5. 选择距离 X 射线管 2.0m 和 3.0m 的各不同位置，重复上一步的测量。

6. 改变 X 射线管的工作条件（提高或降低管电压），再重复以上的测量。

（二）选做实验

学生可结合基础实验部分，在增加滤过的条件下自行设计一个实验，以测量并验证滤过对 X 射线衰减的影响。

五、注　意　事　项

1. 仪器防震防撞并放在干燥的地方。

2. 仪器长期不用时必须将机内电池取出。

六、思 考 题

1. X射线的空间分布具有怎样的特点？
2. 管电压对X射线的辐射剂量率值有着怎样的影响？

（温　良）

实验八　模拟 X-CT

一、实 验 目 标

（一）知识目标

1. 了解 X-CT 成像的基本原理。
2. 理解体素、灰度等概念，了解 CT 值的计算方法。
3. 学会运用迭代法进行影像重建。
4. 了解模拟实验在临床诊断中的意义。

（二）素质目标

1. 养成自主学习的习惯和主动拓展知识面的能力。
2. 培养认真严谨的科学态度和理论联系实际的科学作风。

二、实 验 器 材

MCT-D1 型模拟 X-CT 实验仪、游标卡尺、万用表、串口线、电源线、八面体若干、有机玻璃长方体 3 个、四方块 1 个、载物托 1 个、实验软件 1 套。

三、原理及仪器介绍

（一）原理

1. CT 值的计算　X 射线在人体内的衰减规律为：

$$I = I_0\, e^{-\mu d} \tag{8-1}$$

式（8-1）中，μ 为物体的线性衰减系数，d 为所取人体小体素的长度。

由于人体各组织的密度并不均匀，将人体分成无数个小体素后，每个体素的线性衰减系数 μ 也并不相同，如图 8-1 所示：

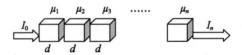

图 8-1　X 射线通过密度不均匀的介质

由此可得方程：

$$I_n = I_0\, e^{-(\mu_1 + \mu_2 + \cdots\cdots + \mu_n)\, d} \tag{8-2}$$

$$\mu_1 + \mu_2 + \cdots\cdots + \mu_n = \frac{1}{d}\ln\frac{I_0}{I_n} \tag{8-3}$$

经 CT 重建的影像应反映衰减系数 μ 的分布。但人体内大部分软组织的 μ 均与水的 μ

很接近。若直接以这些μ值成像，则软组织间的差异很难用它们来区别。为了显著反映组织间的差异，故引入CT值，它的定义为：

$$CT = 1\,000 \times \frac{\mu - \mu_w}{\mu_w} \qquad\qquad (8\text{-}4)$$

式(8-4)中，μ、μ_w分别为组织及水的线性衰减系数。

2. 迭代法重建影像　重建影像方法很多，本实验采用一种相对简单的影像重建方法——迭代法。通过此方法可以了解X-CT机重建影像的计算过程。

首先对某一断层的各体素给予一个任意的初始值，并利用这些假设数据计算射线束穿过该断层时可能获得的投影值，然后用这些计算值与实际投影值比较，根据两者的差异获得一个修正值，再用这些修正值修正各对应射线穿过物体后的诸像素值。如此反复迭代，直到计算值和实测值接近并达到要求的精度为止。下面以2×2四体素矩阵为例，对迭代法过程进行简单介绍：设每个体素对射线的衰减量为1、2、3、4，各方向总和为3、7和4、6。迭代过程如下：

1	2	3
3	4	7
4	6	

1. 平均
$3 + 7 + 4 + 6 = 20/8 = 2.5$
和为5

2.5	2.5	5
2.5	2.5	5
5	5	

2. 第一次迭代
$2.5 + (3 - 5)/2 = 1.5$
$2.5 + (7 - 5)/2 = 3.5$

1.5	1.5
3.5	3.5
5	5

3. 第二次迭代
$1.5 + (4 - 5)/2 = 1$
$3.5 + (4 - 5)/2 = 3$
$1.5 + (6 - 5)/2 = 2$
$3.5 + (6 - 5)/2 = 4$

1	2
3	4

实际X-CT扫描中，需要从一个横断面的许多视角入射X射线，以便测得大量"衰减系数之和"，即所谓数据采集过程。利用一定算法求得的衰减系数值即可建立体层影像。

3. 模拟X-CT实验方法

（1）用同种介质、长度(d)不同的有机玻璃代表相同性质的体素，用半导体激光器的光束代替X射线，经过至少2次照射即可计算出其μ值。

（2）用4种不同介质的正方体有机玻璃组合在一起，代表4个不同密度的体素单元且用半导体激光器经过4次照射，得到4个数据，经迭代法计算出每个小正方体的线性衰减系数。迭代法的计算方法由计算机给出。

（3）用红色的八面体代替人体的体积元，将若干个八面体摆放在一起模拟人体，通过穿射八面体模拟X-CT对人体的扫描，将扫描的结果转换成CT影像。

（4）每次测量可以用万用表测量，进行手动计算，也可以输入计算机进行自动计算。

（二）仪器介绍

MCT-D1 型模拟 X-CT 实验仪面板如图 8-2 所示。

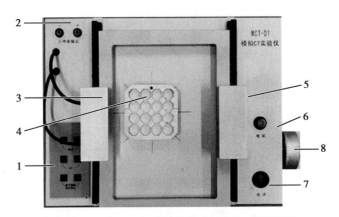

图 8-2　MCT-D1 型模拟 X-CT 实验仪面板图

1. 薄膜键盘；2. 万用表接口；3. 激光发射器；4. 载物托盘；
5. 激光接收器；6. 电机按钮；7. 电源开关；8. 调节手轮。

1."薄膜键盘" 共有 6 个按键，按键箭头指示方向分别代表电机不同旋转方向，可分别按下按键让电机按指定方向做单步或转动 45°，或者长按实现持续运转。

2."万用表接口" 可以外接万用表测量电压，红色为正极，黑色为负极。

3."激光发射器"和"激光接收器" 位于仪器上面两个矩形暗盒内，开机状态时可以看见一束激光从左边发射器射出打在接收器上，用激光穿射半透明有机玻璃模拟 X 射线穿射受检物体过程。

4."载物托盘" 用于放置实验样品，经过特殊设计，可平整放置不同样品。

5."电机按钮" 是电机旋转控制开关，按下电机按钮，薄膜键盘区有键按下电机不能运转；未按下时，键盘区有键按下电机能运转。

6."调节手轮" 为水平前后调节手轮，用手旋转能使激光发射器和接收器移动。

四、内容与步骤

（一）基本实验部分

打开模拟 X-CT 实验仪，预热 5min。打开光盘上的"模拟 CT 安装包"，点击"setup.exe"安装，并将安装包目录下的"123"文件夹复制到已安装好的目标文件夹下，运行"开始"菜单里的"模拟 CT 实验"，即可进入模拟 X-CT 实验软件主界面。

1. 万用表测量，并进行手动计算

（1）将万用表接在仪器的电压输出端，将 3 个长度不等的蓝色长方体按软件图示顺序依次放入载物托上，用激光穿射蓝色长方体平滑面，每穿射一次从万用表上读取一次电压值，并将数据填写到相应的文本框中。

（2）用游标卡尺分别测量 3 个蓝色长方体的长度，将其输入相应的文本框。根据

Lambert 定律自行推导 μ 值并填入文本框。并用计算机验证计算结果，如有错误，按计算机提示进行更正。

（3）在 excel 表格中输入前面两个步骤测量的数据，描绘散点图，设置指数型趋势线，验证激光穿透蓝色长方体时，出射激光强度（电压值）与长方体厚度之间满足指数衰减规律，即符合 Lambert 定律。本项实验结束，返回主窗体。

2．自动测量 将 3 个长度不等的蓝色长方体按软件图示要求放入载物托上，用激光穿射蓝色长方体平滑面，每穿射一次点击"计算机读入数据"。在相应的文本框输入 3 个蓝色长方体长度。点"运算"，由计算机给出 μ 值。进行校验数据，如有错误请重新采集数据。本项实验结束，返回主窗体。

3．认识灰度 图示为默认的灰度，使用者可自行在文本框中输入 0～255 的整数，即可出现相应的灰度，按住鼠标左键可任意移动灰度框，可以比较两个相近的灰度是否能被人眼区分。本项实验结束，返回主窗体。

4．迭代法测 CT 值（鼠标移到每步时会弹出说明对话框）

（1）将四方块放置在载物托上，按软件图示的 4 条光路进行数据采集，第 5 次不穿过任何物体进行采集，由计算机读入数据。

（2）点选"自动计算 μ 值"，由计算机根据采集的数据计算 4 种介质的 μ 值。

（3）点选"自动计算 CT 值"，将 4 种介质的 μ 值转化为相应的 CT 值。

（4）重建四方块的灰度影像。本项实验结束，返回主窗体。

5．认识窗宽和窗位

（1）先看窗宽窗位说明，将前次实验的 A、B、C、D 四种介质的 CT 值输入文本框，再次重建影像。

（2）软件界面中右图为人体各组织的 CT 值分布图，调节左侧的窗宽滚动条或窗位滚动条可以观察重建影像的灰度变化，窗宽和窗位的变化情况也可直接反映在右图中，这样可以更加容易理解窗宽和窗位的概念。

（3）本项实验中有临床 X-CT 像实例，可根据它来理解窗宽和窗位在 CT 像中的作用。点击"实例说明"进入，出现两个界面，上面是"实例说明注解"，下面是名为"ezDICOM"的程序界面。根据提示进行实例操作。

（二）选做实验

16 个体素的影像重建：将若干个八面体在载物台上任意摆放成某一图形，按计算机提示步骤完成影像扫描并重建，模拟真正 X-CT 对人体进行扫描过程。

五、注 意 事 项

1．激光照射待测物有一定的反射，反射回来的光束要对准激光器发射中心。

2．本仪器采集电压范围为 0～5V，由于四方块和八面体的工艺问题，激光照射后有部分散射光或反射光，导致在实验过程中采集电压过大，此时需要重新采集数据。

3．做灰度实验前先将显示器的亮度和对比度均调整到 50%。

4．实验软件的实验内容里设有思考题，请点击打开查看并回答。

5．实验结束后请退出操作界面后再关闭仪器。

六、思 考 题

1. 引入窗宽、窗位的目的是什么?

2. 如何运用迭代法进行影像重建?

3. 如果你尝试了选做部分实验,谈谈你的收获有哪些?

(莫嘉雯)

实验九　超声声速与声特性阻抗的测定

一、实　验　目　标

（一）知识目标

1. 了解超声波的产生及驻波的形成原理。
2. 观察相互垂直谐振动合成的李萨如图形。
3. 掌握用驻波法测量超声波的声速的方法。
4. 测定空气的声特性阻抗。

（二）素质目标

1. 训练科学思维，培养实事求是的科学态度。
2. 提升动手实践能力，训练独立思考、分析问题、解决问题的能力，启迪创新思维。

二、实　验　器　材

超声声速测定仪、低频信号源、示波器、毫伏表。

三、原理及仪器介绍

（一）原理

1. 驻波的形成及测定超声波的声速　　机械振动在弹性介质中的传播形成机械波。波在介质中的传播速度 c 由介质的物理性质所决定。它和波长 λ 及振源的频率 ν 有如下关系：

$$c = \nu\lambda \tag{9-1}$$

本实验采用驻波的共振干涉法和相位比较法，测量超声波在空气中的传播速度。

由声源发出的平面简谐波以某一频率在介质中沿 x 方向传播，若遇到障碍物，就在其界面处以相同的振动方向、振幅和频率沿同一方向反射回去，与入射波形成两个相向传播的相干波，叠加而成驻波。平面简谐波的波动方程分别为：

$$y_1 = A\cos 2\pi\left(\nu t - \frac{x}{\lambda}\right)$$

$$y_2 = A\cos 2\pi\left(\nu t + \frac{x}{\lambda}\right)$$

叠加后合成的波动方程为：

$$y = y_1 + y_2 = A\cos 2\pi\left(\nu t - \frac{x}{\lambda}\right) + A\cos 2\pi\left(\nu t + \frac{x}{\lambda}\right)$$

$$= \left(2A\cos 2\pi\frac{x}{\lambda}\right)\cos 2\pi\nu t \tag{9-2}$$

由式（9-2）得：合成波在介质中的各点都做同频率的简谐振动。各点的振幅为

$2A\cos 2\pi\dfrac{x}{\lambda}$，与时间 t 无关，是位置 x 的余弦函数。对应于 $|\cos 2\pi\dfrac{x}{\lambda}|=1$ 的各点振幅最大，即是两列波的振幅之和（相位相同的点），质点的振动始终加强，这些点称为波腹，对应于 $|\cos 2\pi\dfrac{x}{\lambda}|=0$ 的各点振幅最小，合振幅为零（相位相反的点），质点的振动减弱，这些点称为波节。因此在介质中形成一个强弱稳定分布的声场。空气中形成的驻波如图 9-1 所示，A 端面为声波发射器，B 端面为声波接收器，声波在 A、B 两端面间形成驻波。

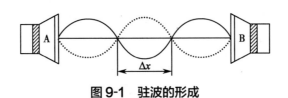

图 9-1　驻波的形成

波腹处要使 $|\cos 2\pi\dfrac{x}{\lambda}|=1$，应有

$$2\pi\frac{x}{\lambda}=\pm n\pi \qquad n=0,1,2,\cdots$$

即波腹位于

$$x=\pm n\frac{\lambda}{2} \qquad n=0,1,2,\cdots$$

同理，可求出波节的位置是：

$$x=\pm(2n+1)\frac{\lambda}{4} \qquad n=0,1,2,\cdots$$

可见相邻两波腹或两波节之间的距离都是半波长。

在驻波中，根据质点位移、声压表达式，得出波腹处的声压最小，波节处声压最大，故可从 B 端面处声压的变化来判断驻波是否形成。当 A、B 两端面间的距离为 $x_n=n(\lambda/2)$ 时 B 端面处波节的声压最大（用毫伏表观察），此时系统 A、B 两端面间形成驻波。移动 B 端面接收器，增大 A、B 两端的距离，B 端面处的声压将减小，直到系统 A、B 两端面间的距离增大到 $x_{n+1}=(n+1)(\lambda/2)$ 时 B 端面处的声压又达到最大，此时 A、B 两端面间又形成驻波。所以，测得相邻不间断的各波节（或波腹）的位置 $x_1,x_2,\cdots,x_{12}$，用逐差法处理数据，求出 Δx 的平均值，即可得到声波的波长：

$$\lambda=2\overline{\Delta x} \tag{9-3}$$

将式（9-3）代入式（9-1）中可计算声速 c。本实验的声波频率并不十分高，属准超声，它可在空气中传播，且可形成驻波，便于测量，故同样可采用上述方法测其声速。

2. 声波声速理论值的计算　声波在弹性介质中传播的速度，不仅由介质的物理性质所决定，而且还与温度有密切关系。声波在理想气体中的传播速度为：

$$c=\sqrt{\gamma\frac{RT}{M}} \tag{9-4}$$

式（9-4）中，γ 为定压比热容与定容比热容之比，$R=8.314\mathrm{J\cdot mol^{-1}K^{-1}}$ 为摩尔气体常数，T 是热力学温度，M 是分子量。由此可见，理想气体中声速与介质热力学温度的平方根成正比，而与声波的频率、介质的压强无关。可见，温度是影响空气中声速的主要因素。如果忽略空气中的水蒸气和其他杂物的影响，在 0℃($T_0=273.15\text{K}$)时的声速：

$$c_0 = \sqrt{\gamma \frac{RT_0}{M}} = 331.45\,\text{m} \cdot \text{s}^{-1}$$

在 t℃时的声速：

$$c = \sqrt{T\frac{\gamma R}{M}} = \sqrt{(273.15+t)\frac{\gamma R}{M}}$$

$$= \sqrt{273.15\frac{\gamma R}{M}} \cdot \sqrt{1+\frac{t}{273.15}} = c_0\sqrt{1+\frac{t}{273.15}} \tag{9-5}$$

式(9-5)中 t 是摄氏温度。由式(9-5)可计算任一温度 t 时声速的理论值。也可不通过计算，在表 9-1 中直接查找不同温度下空气中声速的理论值。

表 9-1　不同温度下干燥空气中的声速

$t/℃$	$c/(\text{m}\cdot\text{s}^{-1})$	$t/℃$	$c/(\text{m}\cdot\text{s}^{-1})$	$t/℃$	$c/(\text{m}\cdot\text{s}^{-1})$	$t/℃$	$c/(\text{m}\cdot\text{s}^{-1})$
0	331.450	13.0	339.246	23.0	345.123	29.5	348.889
1.0	332.050	14.0	339.838	23.5	345.414	30.0	349.177
2.0	332.661	15.0	340.429	24.0	345.705	30.5	349.465
3.0	333.265	16.0	341.019	24.5	345.995	31.0	349.753
4.0	333.868	17.0	341.609	25.0	346.286	32.0	350.328
5.0	334.470	18.0	342.197	25.5	346.576	33.0	350.901
6.0	335.070	19.0	342.784	26.0	346.966	34.0	351.474
7.0	335.670	20.0	343.370	26.5	347.156	35.0	352.040
8.0	336.269	20.5	343.633	27.0	347.455	36.0	352.616
9.0	336.866	21.0	343.955	27.5	347.735	37.0	353.186
10.0	337.463	21.5	344.247	28.0	348.024	38.0	353.755
11.0	338.053	22.0	344.539	28.5	348.313	39.0	354.323
12.0	338.652	22.5	344.830	29.0	348.601	40.0	354.890

3. 测定空气的声特性阻抗　介质的声特性阻抗 Z 是声介质的力学量，在声波的传播中起重要作用。声特性阻抗定义为声压与声振动速度之比，当声压与声振动速度同相位时，声特性阻抗为声阻。即

$$Z = \rho \cdot c \tag{9-6}$$

由于声速 c、密度 ρ 与温度有关，故声特性阻抗也与温度有关。

4. 两个同频率、同振幅、互相垂直的谐振动的合成　设有一个质点同时参与两个同频率、同振幅、互相垂直的谐振动，它们的振动方程分别为：

$$x = A\cos(\omega t + \varphi_1)$$
$$y = A\cos(\omega t + \varphi_2)$$

合并两式消去 t，得合振动轨迹方程：

$$x^2 + y^2 - 2xy\cos(\varphi_2 - \varphi_1) = A^2\sin^2(\varphi_2 - \varphi_1) \tag{9-7}$$

一般来说，式(9-7)是个椭圆方程。图 9-2 表示相位差为某些特殊值时合成振动的轨迹，即合振动在一直线、椭圆或圆上进行，这些不同的轨迹就是李萨如图形。轨迹的形状和

运动方向由分振动振幅的大小和相位差决定。

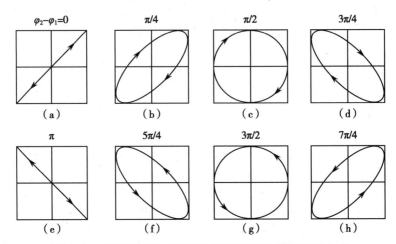

$\varphi_2-\varphi_1=0$ （a）　$\pi/4$ （b）　$\pi/2$ （c）　$3\pi/4$ （d）

π （e）　$5\pi/4$ （f）　$3\pi/2$ （g）　$7\pi/4$ （h）

图 9-2　两个同频率、同振幅、互相垂直的谐振动的合成

由波动理论可知，若发射器 A 与接收器 B 的距离为 L，则发射器 A 处的波与接收器 B 处的波相位差为

$$\Delta\varphi = 2\pi\frac{x}{\lambda}$$

当形成稳定驻波时

$$x = n\frac{\lambda}{2} \qquad n=0, 1, 2, 3\cdots$$

则 $$\Delta\varphi = n\pi$$

即 $$\Delta\varphi = 0, \pi, \cdots\cdots, n\pi$$

实验时通过改变距离 x，用示波器观察李萨如图形可知 $\Delta\varphi$ 的变化，当相位差改变 π 时，相应 x 改变半个波长。由此可求出波长 λ，再由式（9-1）求出声速 c。

（二）仪器介绍

超声声速测定仪由压电换能系统 A 和 B、游标尺、固定支架等部件组成，如图 9-3 所示。压电换能系统是将声波（机械振动）和电信号进行相互转换的装置，它的主要部件是压电换能片。当输入一个电信号时，系统便按电信号的频率做机械振动，从而推动空气分子振动产生平面声波。当系统受到机械振动时又会将机械振动转换为电信号。

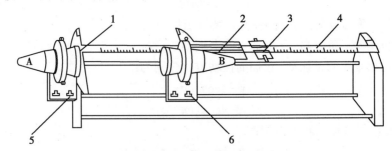

图 9-3　超声声速测定仪

1. 声波信号发生器；2. 声波信号接收器；3. 游标尺附尺；4. 游标尺主尺；
5. 信号输入插孔；6. 信号输出插孔。

系统 A 作为平面声波发生器,固定于支架上,电信号由低频信号发生器输入,电信号的频率读数可直接在上面读出。压电换能系统 B 作为声波信号的反射界面和接收器,固定于游标尺的游标上,系统 A 和 B 之间相对距离的变化量由游标尺直接读出,转换的电信号可由毫伏表指示。为了在系统 A、B 端面间形成驻波,两端面相向且必须严格平行。

支架的结构采取了减震措施,能有效地隔离两换能系统间通过支架而产生的机械震动耦合,从而避免了由于声波在支架中传播而引起的测量误差。

四、内容与步骤

(一)共振干涉法

1. 按图 9-4 连接各仪器。用屏蔽导线将压电换能系统 A 的输入接线柱与低频信号源的输出端连接,用屏蔽导线将压电换能系统 B 的输出接线柱与毫伏表的输入端连接。连接时注意极性,将红端与红端相连、黑端与黑端相连。

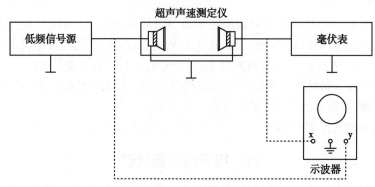

图 9-4　实验装置图

2. 调整系统 A 固定卡环上的紧定螺丝,使系统 A 的端面与游标尺游标滑动方向垂直。锁定后再将系统 B 移近系统 A,同时调整其固定卡环上的紧定螺丝,使系统 B 的端面与系统 A 的端面严格平行。调整好两只换能系统位置后,拧紧两只紧定螺丝,并保持换能系统位置固定。移动游标,使两只换能系统端面靠近,但不可接触,否则会改变发射换能系统的谐振频率。

3. 合上仪器电源开关,调整频率调节旋钮,同时观察系统 A 的谐振指示灯,当指示灯亮度最大时,系统 A 处于谐振状态,即有声波输出。仪器面板上五位荧光数码管在停止计数时的显示值,即为输出信号的频率数。毫伏表的量程开关先置于 3V 档,然后根据需要再做适当调节。

4. 极缓慢地调节游标尺的游标,使系统 B 缓慢地离开系统 A,同时观察毫伏表上的指示数,每当出现一个最大的指示数时,从游标卡尺上读出两系统间的距离,依次记下波节的位置 $x_1, x_2, \cdots, x_{12}$,不间断地测量 12 个数据,用逐差法处理数据,求出 Δx。

5. 按实验步骤 2、3、4 重做两次,记录好各次的测量数据。按数据处理及结果中给出的方法计算超声波在空气中的声速。

6. 记录室温。由表 9-1 查出该室温下干燥空气中的声速理论值,并与超声波声速的实验值作比较,计算其相对误差。

7．根据计算所得的超声波在空气中的声速，由表 9-2 查出该温度下的空气密度，代入式（9-6）中，就可计算空气的声特性阻抗 Z。

表 9-2　不同温度下空气的密度

$t/\text{℃}$	0	7	20	22	27
$\rho/(\text{kg}\cdot\text{m}^{-3})$	1.29	1.26	1.21	1.18	1.17

注：具体不同温度下空气的密度可用插值法求出。

（二）相位比较法

1．在共振干涉法实验内容与步骤中的前三点基础上，按图 9-4 用屏蔽导线将系统 A（同时连着低频信号源的输出端）和系统 B 的输出接线柱分别与示波器 x 轴和 y 轴输入端相连接。接通示波器电源，调节 x、y 轴衰减和增益旋钮，使示波器荧光屏上显示相互垂直的谐振动合成的李萨如图形。为了便于准确判断相位关系，将系统 A 和系统 B 调整到相位差 $\Delta\varphi=0$ 或 $\Delta\varphi=\pi$ 的位置。

2．缓慢旋转低频信号源频率微调旋钮或调节游标尺的附尺（系统 B 缓慢离开系统 A）。当形成稳定驻波时，两相位差为 $n\pi$，李萨如图形为一直线，记下此时游标尺上两系统间的距离；继续调节游标，依次记下波节的位置 $x_1, x_2, \cdots, x_{12}$，不间断地测量 12 个数据，用逐差法处理数据，求出 Δx。如果两个分振动的频率接近，其相位差将随系统 B 的移动而连续地变化，合振动轨迹将按图 9-2 所示的顺序变化，依次循环。

3．按数据处理及结果中的方法计算超声波在空气中的声速。

五、结果与数据处理

1．**超声波的声速**　当自变量等间隔变化，而两个物理量之间又呈线性关系时，可采用逐差法进行数据处理。x 代表每次测量值，取偶数个测量值，按顺序分成相等数量的两组 $(x_1, x_3, \cdots, x_{11})$ 和 $(x_2, x_4, \cdots, x_{12})$，取两组对应项之差，再求平均，即

$$\overline{\Delta x}=\frac{1}{6}\big[(x_2-x_1)+(x_4-x_3)+\cdots+(x_{12}-x_{11})\big]$$

根据式（9-3），再记录超声谐振时的频率数 ν，代入式（9-1）

$$c=\nu\lambda=\nu\cdot2\overline{\Delta x}$$

即得超声波的声速。

2．**空气的声特性阻抗**　记录室温 t，在表 9-2 中查出该温度下的空气密度 ρ 值，利用上面计算的 c 值，代入式（9-6）

$$Z=\rho\cdot c$$

即得空气的声特性阻抗 Z。

3．**超声声速相对误差为**

$$E=\frac{|c-c_{理}|}{c_{理}}\times100\%$$

六、注　意　事　项

1．测量 x 时必须轻而缓慢地调节，手勿压游标尺以免主尺弯曲而引起误差。

2．注意信号源不要短路，以防烧坏仪器。

3．两压电换能系统的端面不可接触，且严格平行。

4．使用过程中要保持输入信号电压值不变。

七、思 考 题

1．为什么在测量 x 时不测量波腹间的距离，而要测量波节间的距离？

2．为什么在测量 x 时系统 A、B 两端面要始终保持严格平行？

3．当两换能系统端面间的距离较远，接收信号又较弱，这时如果毫伏表的量程太大，不便于观察，应当如何处理？

（高　杨）

实验十　Ａ型超声诊断仪的基本原理及其应用

一、实 验 目 标

（一）知识目标

1. 通过实验掌握 A 型超声诊断仪的使用方法。
2. 学会应用 A 型超声诊断仪测量距离，并观测脑中线。
3. 加深理解超声波传播的特性。

（二）素质目标

1. 培养科学精神和实事求是的科学态度。
2. 培养自我学习的习惯和能力。

二、实 验 器 材

A 型超声诊断仪、有机玻璃水槽、有机玻璃挡板、有机玻璃测试块、米尺、游标卡尺、耦合剂、墨水、医学志愿者。

三、原理及仪器介绍

（一）原理

1. A 型超声测距的基本原理　超声波入射至声阻抗率不同的界面产生回波的位置，可根据脉冲发出并到达界面以及返回所经历的路程与声速的关系确定。声源至界面的距离为：

$$L = c \frac{t}{2} \tag{10-1}$$

式（10-1）中，t 为从发出超声到接收界面反射回波的时间间隔，即回波时间，c 为声速。依据回波时间 t，可求出不同界面与声源之间的距离 L。

实际测量中可能会发生多次反射，显示很多反射回波，可看到第一次回波、第二次回波等相似的波形。一般只利用各界面的一次回波，实验时要善于区别一次回波与各次回波。

仪器设有专门标距电路，并产生周期为 13.3μs 的标距脉冲，直接从荧光屏上显示一系列时标，相当于水中距离 1cm（大时标周期为 66.5μs，相当于水中距离 5cm），这样就可通过测量屏上回波与始波的时标数来得到所测量水的深度。超声波在水中的传播速度为 1 450m·s⁻¹（人体软组织中的传播速度为 1 480m·s⁻¹，与水接近）。如用 A 型超声测量含水丰富的人体软组织，也可以直接以时标数求得探测深度。如果时标数为 n，则有：

$$L = 1n \, (\text{cm}) \tag{10-2a}$$

或

$$L = 5n \, (\text{cm}) \tag{10-2b}$$

50

如果被测物不是水或人体软组织，由于其声速与水不同，此时声波在水中所产生的回波间隔与在被测物中产生的两回波间隔相同时，由式（10-1）可知，两界面的距离分别为：$L_1 = c_1 \dfrac{t}{2}$，$L_2 = c_2 \dfrac{t}{2}$，两式相比有：

$$L_2 = L_1 \frac{c_2}{c_1}$$

（10-3）

式（10-3）中，c_1 和 c_2 分别为水中及被测物中的声速，L_1 为水中传播距离，L_2 为被测物的厚度。

根据超声波传播和反射的原理，从被测物的超声回波图，可以分辨出被测物是实质性、囊性和气体这3种基本形式。与时标相结合，则同时可以确定被测物的位置、大小和深度。

2. 观测脑中线 利用超声波在界面上产生反射和折射的特性，可检测脑中线回波和脑中线位置。脑中线回波（M-E）是来自颅内组织矢状正中面的超声反射波。脑中线回波的反射源包括：透明隔、第三脑室、松果体、半球间裂以及大脑镰等，但脑中线回波主要来自第三脑室。如超声投射位置稍向前后移动，也可分别获得透明隔和松果体的中线回波。图 10-1 为通过乳头体的颅脑冠状切面，显示由耳廓正上方投射声波途径中所存在的各种反射源。声波先遇到耳廓正上方颞骨，颞骨内侧面尽管凹凸不平，但骨质菲薄，故有声波衰减较少的优点。再从声波反射界面的投射角度来看，图中"o"处可获得最好的反射波，"△"和"×"处则分别获得中度和轻度的反射波。但如果改变声波方向，这种情况就会发生变化，尽管颅内各种组织的声阻抗率各不相同，但仅从投射角度来辨别它们，仍不一定完全正确。实际上大脑皮质、基底节、丘脑、白质乃至肿瘤和血肿等的阻抗差别是相当微细的，但第三脑室的反射波仍是仅次于对侧颅骨内板的最大反射波。

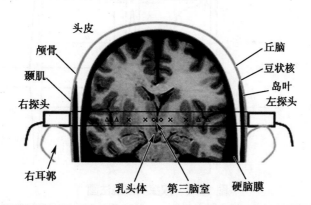

图 10-1 经颞部投射超声波的反射源（o△×）的位置（通过乳头体的颅脑冠状切面）

图 10-2 为从耳廓正上向对侧对称部位投射声波时的单线脑回波。左端波幅较短的波形与头皮、颞肌、颞骨内侧面等声波的多重反射，称为进波（I-C）；中央波为中线回波或中线波（M-E），通常为单波，是第三脑室的反射波，有时表现为复波；右端称为底波（B-E），为对侧颞骨内侧面来的反射波。

正常人进波起点与中线波起点之间的距离 a 必然大于中线波起点至底波起点之间的距离 b，因为进波之起点即探头在头皮上的位置。进波中附加了头皮、颞骨等的厚度，就必然增大了距离。从单线脑回波图上测定第三脑室有无移位时，由于不可了解头皮、颞肌的厚度，就有必要分别从两侧颞部测量 a 和 b 的距离，通过对照它们的差别再推测中线波有无移位。应用两个探头在左、右颞部同时按上，这样使两个回波图同时在示波管上描记出来，称为双探头双线法。

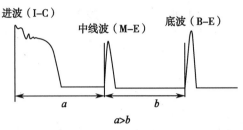

图 10-2 两侧颞部之间的单线脑回声图
$a = b +$（头皮、颞肌、颞骨）厚度。

图 10-3 中右探头所得回波图为正像，左探头所得回波图为倒像，这样分别从左右来的回波图便可同时在示波管上描出。此法可以同时在示波管上测出两侧颞部到中线波的长度；如两个中线波的起点上下一致，则表示中线波无移位，即 $x = 0$；如不一致，则表示中线波有移位。上下中线波偏移距离是中线波实际移位 x 的 2 倍，由此可以检出轻微的移位。

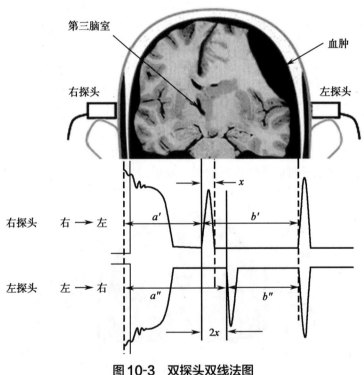

图 10-3 双探头双线法图

（二）仪器介绍

CTS-5 型超声波诊断仪面板如图 10-4 所示。各旋钮作用如下：

垂直移位和水平移位：分别调节波形在荧光屏上的垂直位置和水平位置。

始波位置：调节始波脉冲在荧光屏上的位置。

单向及双向选择：用单探头工作时，开关拨向"单向"。选择双探头工作时，开关拨向"双向"。

辉度：调节扫描基线及图形的亮度。

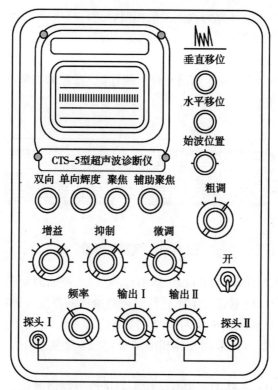

图 10-4 CTS-5 型超声波诊断仪面板

聚焦、辅助聚焦：调节扫描基线及图形的清晰程度。

增益：调节回波的幅度。

抑制：配合"增益"调节，抑制杂波。

粗调、微调：调节深度测量范围。

频率：选择超声波频率，分为 1.25MHz、2.5MHz、5MHz 三个档次。

输出 I、输出 II：分别调节探头 I 和探头 II 发射超声波的强度。

四、内容与步骤

1. 熟悉 A 型超声诊断仪 接通电源，预热 2～3min。调节辉度、聚焦等使波形清晰，亮度适中，并居于面板上适当位置。将"增益"置于"5～6"，"抑制"置于"5"，"粗调"旋钮置于"30"，再调节"微调"旋钮，输出置于"10"位置，"频率选择"置于 1.25MHz（或 2.5MHz，或 5MHz）与探头匹配。

2. 测量距离

（1）将"粗调"置于"30"，调节"微调"旋钮，使时标宽度满意。

（2）在水槽中放入 2/3 容积的水。

（3）将 1.25MHz 探头与"输入"接好，将探头涂上耦合剂（液体石蜡、凡士林油或水）并与水槽的一个端面耦合（探头入射面回波与始波重叠），如图 10-5（a）所示。

（4）将水槽挡板放入水槽中，并分别将挡板置于距离为 A、B、C、D 处，记录显示屏上始波与回波之间的读数 n，填入表 10-1 中，由式（10-1）求出相应的值。用米尺测出探头与挡板的距离,将其作为代真值,计算每次测量的相对误差。

(5)用2.5MHz、5MHz的探头,重复上述实验步骤。

3.测量待测物体边长

(1)将待测物(有机玻璃)放入水槽中任意位置,注意被测物体端面应与探头表面平行,如图10-5(b)所示。

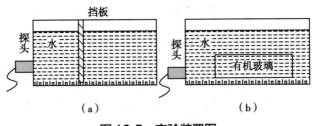

（a）　　　　　　　　　　（b）

图10-5　实验装置图

(2)选用探头(1.25MHz、2.5MHz 和 5MHz),观察两端面的反射回波,记录在荧光屏上的位置,填入表 10-2 中。根据式(10-3)计算出被测量物的厚度。超声波在待测物中的传播速度由实验室给出(有机玻璃的声速为 $c = 2\,734\,\mathrm{m\cdot s^{-1}}$)。

(3)用游标卡尺测量上述被测物体相应边长,以此为参考值 L_0,计算测量结果的相对误差。

(4)分别用 1.25MHz、2.5MHz、5MHz 探头测量待测物体的边长,观察反射回波幅度的变化,熟悉超声波在传播过程中频率对超声波强度衰减的影响。

4.观测脑中线回波

(1)调节 A 型超声诊断仪,深度"粗调"旋钮置于"30",再调节"微调"旋钮,输出置于"10"位置,"频率选择"置于 1.25MHz,选择的探头频率与之匹配。

(2)将两个探头涂上耦合剂,在左、右颞部(成人耳廓上方 2～3cm 处,前后约 2cm 的范围内)同时按上,调节探头方向,使声束对准对侧对称部位,在示波管上观测脑中线回波。当出现进波和底波的中央附近出现的最高波形或中央附近出现数个波形时,其中上下搏动最大的波形,即为脑中线波。

五、结果与数据处理

1.测量距离　见表10-1。

表10-1　测量距离

探头频率:$f =$ _____MHz　　　时标:$I =$ _____cm

挡板位置	A	B	C	D
L_0/cm				
始波与回波间刻度数 n				
测量值 L_n/cm				
$E = \dfrac{\lvert L_0 - L_n \rvert}{L_0} \times 100\%$				

2．测量厚度 见表10-2。

表10-2 测量厚度

探头频率：$f=$ _____ MHz　　　　时标：$I=$ _____ cm　　　$c_{有机玻璃}=2\,734\,\text{m·s}^{-1}$

被测物	L_a/cm	L_b/cm	$L_1=\|L_b-L_a\|$/cm	L_2/cm	$E=\dfrac{\|L_0-L_2\|}{L_0}\times100\%$
长					
宽					
高					

3．观测脑中线 观测到脑中线后，用手机拍摄显示屏出现脑中线波时的画面。

六、注 意 事 项

1．调节增益和抑制，尽可能使二次回波消失。

2．为使读数准确，注意始波和回波在扫描基线的位置均为前沿（或均为后沿）。

3．探头由人工晶体制成，谨防敲打、碰撞。

4．检查中线波时，应将超声仪的输出和增益降低，再缓缓向上调整，这样易于发现在回波图的中央部位首先出现的波就是中线波。被测者尽量保持浅呼吸。声波轴向必须对准对侧对称部位，才能获得第三脑室的反射波。

七、思 考 题

1．超声测距是以超声波的哪些物理特性为依据的？

2．第一次回波的许多杂波是怎样产生的？为什么调节增益、输出、抑制可以使二次回波减小或消失？

3．超声测量中，为什么一定要在探头和被测物体表面之间涂上水或液体石蜡等耦合剂？

（吴小玲）

实验十一 圆形单晶片超声辐射特性的研究及伪像识别

一、实 验 目 标

（一）知识目标

1. 观察超声波反射的回波幅度与界面情况的关系；分析影响回波幅度的因素。

2. 深入理解圆形单晶片换能器的辐射声场，比较超声脉冲宽度和声波频率对轴向分辨力的影响；理解超声伪像的形成原因。

（二）素质目标

1. 能够用理论指导实践，提升解决问题的能力。

2. 学会透过现象看本质，培养勇于探究的科学精神。

二、实 验 器 材

A 型超声诊断仪，方形和长方形有机玻璃水槽各 1 个，玻片和玻片架，猪的胆囊、肾脏、心脏等组织，直尺，中间有空气薄层的有机玻璃片 1 片、有机玻璃薄片 4 片、复印胶片 1 张、耦合剂、纯净水等。

三、原理及仪器介绍

（一）影响 A 型超声回波强度因素的观察

1. A 型超声诊断仪的性能　参见实验十"三、（二）仪器介绍"部分。

2. 影响超声回波强度的因素　主要因素有：①入射角 θ_i 的大小；②界面两侧介质声阻抗的差别；③界面的线度与声波波长的相对关系；④界面的粗糙度；⑤传播距离及所通过界面的数量；⑥沿途通过的介质种类以及介质内部是否均匀；⑦超声的频率；⑧始波的强度（由仪器的增益和抑制来调节）。

（二）圆形单晶片换能器辐射声场的特性及其伪像

1. 沿轴线声压分布特点　如图 11-1 所示，近场区声压起伏剧烈，在近场区内超声波遇到反射面时存在探测盲区，不利于超声成像。近场长度 L 为：

$$L = \frac{4a^2 - \lambda^2}{4\lambda} \approx \frac{a^2}{\lambda} \tag{11-1}$$

式（11-1）中，a 为圆形单晶片的半径，a 愈大或超声波频率愈高，近场区域就愈长。超过近场长度，声束将以 $\theta = \sin^{-1}(0.61\lambda/a)$ 的半扩散角扩散。

2. 轴向分辨力　指超声束分辨沿轴线方向上两个小物点的能力，即

$$轴向分辨力 = \frac{1}{可区分的沿声轴方向上两点间的最小距离 \Delta x}$$

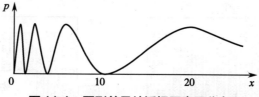

图 11-1　圆形单晶片近场区声压分布

如图 11-2 所示，若 A 与 B 恰能被分辨，则 A 与 B 间的距离 Δx 为：

$$\Delta x = \frac{c\tau}{2} \tag{11-2}$$

式（11-2）中，c 为声速，τ 为脉冲宽度。τ 与脉冲的最大能量发射频率 f_0 有如下关系：

$$\tau = 1/f_0 \tag{11-3}$$

故 f_0 愈高，系统的轴向分辨力也愈高。

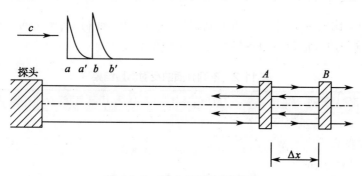

图 11-2　轴向分辨力示意图

3．超声伪像　在超声成像中，由于诊断对象的组织结构特点和超声本身的物理特性等方面的原因，会形成多种伪像。本实验通过人为设置超声伪像的产生条件，通过观察回波的位置、回波的多少、回波的缺失或回波幅度等现象来理解 B 型超声断层成像中出现的伪像，为识别和利用超声伪像打下基础。

四、内容与步骤

（一）A 型超声回波强度影响因素的观察

本部分实验内容带有自主研究的性质，以观察、记录实验现象为主。要求将观察到的现象以图示的方式记录，并可配以简洁的文字说明、报告结果。

1．观察 A 型超声诊断仪的时间增益补偿　如图 11-3（a），以甘油为介质，用玻片在探头前不同距离 s 处每隔 1cm 取一点，测量回波幅度 h，将测量数据记录于表 11-1 中。描绘 h-s 曲线，并对曲线的走势给予解释（理解后壁增强效应发生的原因）。

2．观察几种不同介质界面及非均匀介质内部声波的反射及透射情况　如图 11-3（b），将备好的玻片和几种不同的生物组织分别放入有机玻璃水槽中，注意让超声垂直入射，并使其前反射面与探头之间的距离不小于 3cm。观察荧屏回波情况，将测量结果记入表 11-2，分析结果并讨论。

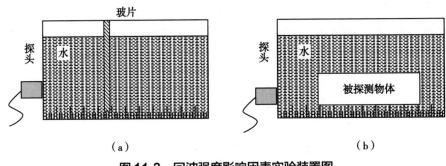

图 11-3　回波强度影响因素实验装置图

表 11-1　不同深度回波幅度的测量结果

深度 s /cm	3	4	5	6	7	8	9	10	11	12
回波幅度 h /cm										

　　注意：为便于比较各不同界面的回波幅度，"增益"和"抑制"两旋钮的位置应先作初选，使之便于在相同的放大倍数下对各界面进行观察和比较。

表 11-2　不同介质的反射测量结果

介质编号及界面	1（玻片）	2（切割表面）	3（天然组织表面）
第一反射面距离 /cm			
"增益"与"抑制"指示			
第一反射界面回波幅度 /cm			
第二反射界面回波幅度 /cm			
两峰间弱小回波数量及幅度 /cm			
其他现象（图示和 / 或文字描述）			

　　3. 观察不同频率超声对探测深度和回波强度的影响　在相同"增益"和"抑制"条件下，用不同频率探头发射超声波，以甘油为介质，用玻片在探头前不同距离 s 处每隔 1cm 取一点，测量回波幅度 h，将测量数据记录于表 11-3 中，然后描绘 h-s 曲线，比较不同频率的 h-s 曲线，分析结果并讨论。

表 11-3　不同频率、不同深度的回波幅度测量结果

2.5MHz						5.0MHz					
深度 /cm	4	6	8	10	12	深度 /cm	4	6	8	10	12
幅度 /cm						幅度 /cm					

　　注：可根据实验所用超声诊断仪的频率设定所需的不同频率。

（二）A 型超声辐射特性的研究及伪像识别

　　调节超声诊断仪，使之处于正常工作状态。将深度"粗调"置于 1，调节深度"微调"，使时标一格对准刻尺一大格，此时时标每格代表 1cm。以下各实验步骤，仪器均处于此工作状态。

1. 近场长度的测定　取探头发射超声频率为 2.5MHz。

（1）在底部贴有坐标纸（水平方向为 x 轴，取 $x>0$，竖直方向为 y 轴，与 x 轴对称）的方形有机玻璃水槽中注入适量的纯净水。

（2）圆形探头涂液体石蜡后，紧贴水槽外部坐标原点处固定不动（完成实验步骤 1 前探头不能移动）。

（3）在离探头 $x=4$cm 处的水槽内放置有机玻璃片，并与探头垂直。沿 y 轴正、负方向移动有机玻璃片，直到反射回波消失为止，同时分别以有机玻璃片的两个边缘为中心，旋转有机玻璃片，如果没有回波，说明此时玻片处于近场区内。

（4）将有机玻璃片沿 x 轴方向逐渐移离探头，重复步骤（3），直到旋转有机玻璃片观察到回波为止，此时探头距有机玻璃片的距离 x_1 约为近场长度，记下该距离于表 11-4 中。

（5）重复步骤（3）和（4）再测量 2 次，取测量结果平均值为近场长度。

表 11-4　近场长度的测定

近场长度	第1次	第2次	第3次	平均
x_1/cm				

2. 轴向分辨力的测定

（1）将方形水槽换成外侧带有标尺的长方形水槽（以后同），将 2.5MHz 的探头涂上液体石蜡后，置于标尺刻度为零的水槽外侧紧密连接。

（2）在距离探头 7cm 处放置一带有空气薄层的有机玻璃片，并使之与探头垂直，如图 11-4 所示。

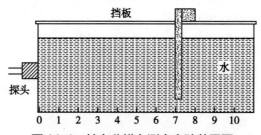

图 11-4　轴向分辨力测定实验装置图

（3）将与带有空气薄层的有机玻璃片等大的复印胶片置于距离探头 6cm 处的水槽中，并使之与探头垂直，观察两个界面的回波情况。

（4）将复制胶片逐渐向带有空气薄层的有机玻璃片推进，直到两片的反射回波重叠，记下两片之间的距离 Δx 于表 11-5 中。根据公式 $1/\Delta x$ 计算出 2.5MHz 探头的轴向分辨力。

（5）将探头换成 5.0MHz 后，重复上面步骤，计算轴向分辨力。

（6）比较频率的变化对轴向分辨力的影响。

表 11-5　轴向分辨力的测定

2.5 MHz	Δx /mm	轴向分辨力 /mm^{-1}	5.0 MHz	Δx/mm	轴向分辨力 /mm^{-1}
结论					

3．超声伪像的模拟

（1）多重反射伪像

1）将带有空气薄层的有机玻璃片置于水槽中距离探头 3.0cm 处，并使之与探头垂直。适当调节"增益"和"衰减"旋钮，使屏幕上出现多个清晰回波，记录下所观察到的各回波间距和回波个数于表 11-6 中。

2）将带有空气薄层的有机玻璃片先后移至距探头 2.0cm 和 4.0cm 处，并使之与探头垂直。观察回波个数及各回波间距的变化情况，并记录于表 11-6 中。

3）总结所观察到的实验现象。

表 11-6　多重反射伪像

有机玻璃片距探头 2.0cm		有机玻璃片距探头 3.0cm		有机玻璃片距探头 4.0cm	
回波个数	回波间距 /cm	回波个数	回波间距 /cm	回波个数	回波间距 /cm
结论					

（2）声影

1）如图 11-4 所示装置，将中间有空气薄层的有机玻璃片置于距离探头 7.0cm 处并与探头垂直。记录回波位置于表 11-7 中。

2）将另外两有机玻璃片（不含空气薄层）分别置于距离探头 6.0cm 和 8.0cm 处并均与探头垂直，记录回波情况。

3）撤掉含空气薄层的有机玻璃片，记录所观察到的回波情况于表 11-7 中。

4）总结所观察到的实验现象。

表 11-7　声影的观测

有机玻璃片		1（6.0cm）	2（7.0cm）	3（8.0cm）
回波情况及位置 /cm	步骤 1	—		
	步骤 2			
	步骤 3		—	
形成声影的条件：				

五、注 意 事 项

1．为便于比较各不同界面的回波幅度，"增益"和"抑制"两旋钮的位置应先作初选，使之便于在相同的放大倍数下对各界面进行观察和比较。

2．模拟多重反射伪像的界面必须是强反射界面。

3．观察声影可以是强反射界面，也可以是强吸收介质。

六、思 考 题

1．在观察和比较不同界面的回波情况时，应如何配合使用"增益"和"抑制"旋钮，才能利于比较和观察？

2. 可否根据 A 型超声诊断仪中多重反射伪像的成像特点，推断出 B 型超声诊断仪多重反射伪像的声像图分布特点？

（王亚平）

实验十二 B 型超声诊断仪的成像原理及其应用

一、实验目标

（一）知识目标
1. 了解 B 型超声诊断仪成像的物理原理。
2. 学习 B 型超声诊断仪的使用方法。
3. 观察人体主要脏器切面声像图。

（二）素质目标
1. 提升依据基本理论、运用不同技术解决问题的能力。
2. 培养团队意识和互助精神。

二、实验器材

便携式 B 型超声诊断仪、耦合剂、清洁纸、自制模型、游标卡尺等。

三、原理及仪器介绍

（一）原理

1. B 超成像原理　B 型超声诊断仪的成像方式为二维辉度调制。如图 12-1 所示，同步信号作用于发射电路，使探头发射超声波。超声波在人体软组织中传播，遇到声阻不同的大界面形成反射波与折射波，探头接收来自不同深度界面的反射回波信息，沿显示器的时间轴 Y 轴与图像上的一个个光点相对应，光点的亮度由回波幅度线性控制，通过接收电路和信号处理系统将转换成电信号的回波信息加在显示器的 Z 轴上，最终以辉度调制的方式将回波信息呈现在深度扫描线的相应位置上。

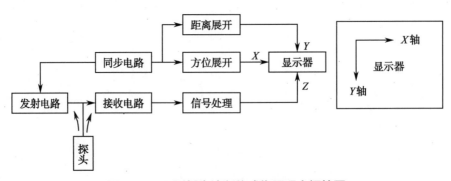

图 12-1　B 型超声诊断仪成像原理方框简图

2. 人体超声图像基本断面和图像方位　Ｂ型超声常用的断面有 4 种：横断面、纵断面、冠状断面、斜断面。仰卧位状态下，当图像方向与探头扫描方向一致时，超声图像的方位标准见表 12-1。

表 12-1　超声图像的方位标准

代表方位	横断面	纵断面	冠状断面	
			左侧断面	右侧断面
图像左侧	人体右侧	人体头侧	人体头侧	人体头侧
图像右侧	人体左侧	人体足侧	人体足侧	人体足侧
图像上方	邻近探头人体浅部	邻近探头人体浅部	人体左侧	人体右侧
图像下方	远离探头人体深部	远离探头人体深部	人体右侧	人体左侧

（二）仪器介绍

1. 仪器组成　由主机和探头两部分组成。主机包括超声波收发器、数字扫描变换器、主控制器、操作面板、显示器和电源；探头为发、收两用型。

2. 主要性能指标　显示模式：B，B/B，B/M，M 四种可选；图像灰阶：256；图像倍率：×1.0，×1.2，×1.5，×2.0 四档可选；图像反转：上下翻转、左右翻转、黑白反转；聚焦方式：近场（N）、中场（M）、远场$_1$（F$_1$）、远场$_2$（F$_2$）分段可选；图像处理：前处理、帧相关处理、灰度变换等；增益：0～99（数字）；测量功能：距离、面积、妇产科、心功能等，测量结果自动显示。

3. 面板结构　包括前面板、操作面板、后面板三部分。

（1）前面板：由显示灰阶断层图像的显示屏、电源指示灯、电源开关、显示器亮度调节旋钮、显示器对比度调节旋钮组成。

（2）操作面板：如图 12-2 所示，各键相关功能和操作方法参考使用说明书。

（3）后面板：由探头、电源输入插座、视频信号输出接口等组成。

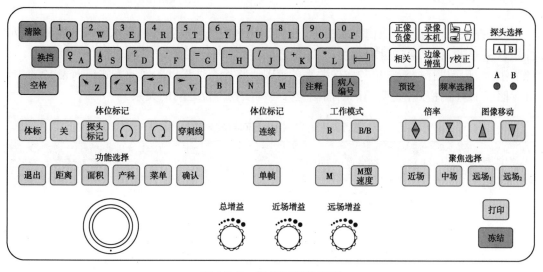

图 12-2　操作面板分布图

四、内容与步骤

1. 准备 实验前仔细阅读诊断仪使用说明书，熟悉诊断仪的主要性能指标和面板结构（主要是前面板和操作面板）；了解诊断仪的使用条件、安全性能、仪器组成；学习操作面板上各键或旋钮的使用方法。

2. 开机

(1) 开电源：打开前面板上的电源开关，指示灯亮，10s 后显示器进入正常工作状态，同时探头也处于解冻状态，自动开始超声扫描。预热 10min。

(2) 按照表 12-2 要求设置开机各项功能键初始状态：开机时将"总增益""近场增益"及"远场增益"控制旋钮置于适当位置（以观察图像灰度分布均匀为宜）。

表 12-2　开机各项功能键初始状态设置

功能键	初始状态	功能键	初始状态
"冻结"	图像解冻状态	"γ校正"	GSC：0
"B"	单 B 模式	"体标"	不显示
"聚焦"	M、F_1	"图像方向转换"	→
"边缘增强"	ENH：0	"正像/负像"	正向扇形画面
"相关"	SCC：2	"倍率"	倍率：1.0

3. 练习使用各项功能键

(1) 常用键的使用：练习"病人编号"键、"注释"键、"体标"键、轨迹球、体位标记的使用。

(2) 选择探查频率：连续按下"频率选择"键，观察屏幕右下方的频率变化并记录于实验数据记录表 12-3 中。根据检查需要确定工作频率。

表 12-3　频率选择

频率选择档次 /MHz			工作频率 /MHz	

(3) 探头扫查方向与成像关系的练习：将装满水的塑料瓶置入盛有水的玻璃容器中，水面覆以保鲜膜，膜上涂适量耦合剂。"图像方向转换"键分别在"→"状态和"←"状态下，按照表 12-4 所示进行探头方位与成像关系的练习。将检查结果以图像的方式记入表 12-4 中。并参照表 12-1 的格式，说明超声断面图像方位与实物方位之间的关系。

表 12-4　探头扫查方向与成像关系

物体方位（俯视图）	断面选取与成像	探头方位	
		→	←
	纵断面成像		
	横断面成像		

（4）常用键的练习：利用（3）的实验装置，在"B"模式解冻状态下，按照表12-5所列内容操作，并将表12-5中步骤"1"的实验结果记入表12-6中。

表12-5　超声发射/接收的检查

步骤	操作项目并观察屏幕显示	步骤	操作项目并观察屏幕显示
1	调节各增益旋钮	7	按"冻结"键，再按"冻结"键
2	按"B/B"键	8	分别或组合按下各聚焦选择键
3	再次按"B/B"键	9	按图像翻转键
4	再次按下"B/B"键	10	按"边缘增强"键
5	按"倍率"键	11	按"相关"键
6	放大情况下，按"图像移动"键	12	按"正像、负像"键

表12-6　增益调整对图像的影像

近场增益	现象	远场增益	现象	总增益	现象
顺时针旋转		顺时针旋转		顺时针旋转	
逆时针旋转		逆时针旋转		逆时针旋转	

4. 观察并测量自制标本的线度

（1）用游标卡尺测量光滑石块的长、宽尺寸和塑料瓶的最大外径和高度，将测得结果记入表12-7中。

（2）塑料瓶内置适当大小光滑石块并装满纯净水，在玻璃缸中倒入适量纯净水，用有机玻璃盒托起塑料瓶，使塑料瓶位于玻璃缸中部偏下处。用保鲜膜覆盖水面并在膜上涂适量耦合剂。

（3）适当调节亮度、增益和聚焦旋钮使图像清晰。在"B"模式下适当调整探头的探查角度和方位，作标本（塑料瓶）的横切面成像。

（4）获得所需的清晰图像后，按下"B/B"键，使B模式图像显像在屏幕的左半部，再次按"B/B"键将该图像冻结。

（5）在右半屏幕上探测标本的纵切面，按"冻结"键，整幅画面被冻结。

（6）冻结状态下测量横切面的直径：按"距离"键，图像区出现"＋"光标，右侧字符区显示"D:　　mm"。滚动轨迹球，将光标置于测量部位的起始点上，按"确认"键，光标固定于起始点；滚动轨迹球（右侧字符区显示数值随之变化），将光标置于需要测量部位的终点上，再次按"确认"键，测量线段被固定，并显示所测距离数值。将测得结果记入表12-7中。

（7）重复步骤（6），测定标本纵切面的直径和高度，记入表12-7中。

（8）测量结束后，按"清除"键，清除屏幕上的测量数据。如果暂时停止检测，可按"冻结"键。

（9）测量石块的大小，将测量结果记入表12-7中。

5. 观察人体正常肝脏的声像图

（1）请一名同学当受检者，按照以下要求摆放体位：稍偏左侧仰卧，平静呼吸，充分暴露乳头到脐之间的腹部，两手放于头的两侧，使肋间隙增宽，便于扫查。待查部位涂适量耦合剂。

表 12-7　测量瓶子和石块尺寸

测量对象		卡尺测量	超声测量		切面简图	
			横切面	纵切面	横切面	纵切面
瓶子	高度 /mm		/			
	直径 /mm					
石块	长度 /mm		/			
	宽度 /mm			/		
分析误差产生的主要原因						

（2）选用凸阵探头：根据受检者的形体选择探查频率（通常选用 3.5MHz，体型较瘦者可选用 5.0MHz）。在"B"模式下，调节仪器增益、亮度等旋钮使膈肌显示清楚，使肝脏浅表部位和深部回声均匀一致，内部呈现中低强度，均匀弥漫的点状回声；使肝静脉、下腔静脉的管腔和胆囊内基本无回声。

（3）右肋缘下扫查：探头置于右肋缘下，声束指向右肩部，缓慢摆动探头，可显示肝右叶、第二肝门及右膈顶处，如图 12-3 所示。打印所得声像图。此法扫查时受检者可鼓起腹部或深吸气后屏气，可使图像更加清晰。

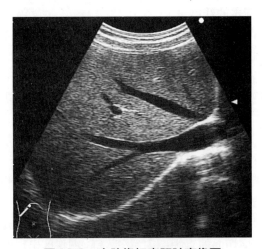

图 12-3　右肋缘扫查肝脏声像图

（4）肝右叶纵断扫查：探头在右腋后线至腹正中线间作一系列平行纵断扫查，可获得一系列肝纵断面。可显示肝右叶与膈、下腔静脉、胰腺、胆囊、右肾等器官的关系。打印所得声像图并与上一个图像作对比。

五、注　意　事　项

1. 实验过程中严禁磕碰、水浸、随意插拔探头，用后清洁探头。

2. 不做检查时，将主机置于冻结状态并将探头置于挂架上，避免碰撞、摩擦。

3. 适量使用耦合剂，实验结束后用柔软、洁净的卫生纸将耦合剂完全擦除。

4. 严禁仪器在未关闭电源开关时拔除或插入电源插头；若关机后需马上开机，应等待

2～3min 再开机，以免损坏仪器。

六、思 考 题

1. 实际应用时应如何调整探头与待测物体之间的摆位关系？
2. 能否用 B 型超声诊断仪做肺和胃肠疾病的检查？

（王亚平）

实验十三　B型超声伪像的人工造模实验观测

一、实 验 目 标

（一）知识目标

1. 加深对B型超声伪像形成的物理因素的理解。
2. 通过人工造模的方法观测常见B型超声伪像的声像图。
3. 在人体上完成后方回声增强效应伪像的声像图观察。

（二）素质目标

1. 培养用生动形象的实践过程呈现创造性思维的转化能力，提升动手能力。
2. 培养开拓创新能力。

二、实 验 器 材

CTS-285B便携式B型超声诊断仪、打印机、耦合剂、清洁纸、带刻度尺的有机玻璃水槽一个、适当大小玻璃缸一个、有空气夹层的有机玻璃挡板一块、普通有机玻璃挡板两块、游标卡尺一把、保鲜膜、光滑石块、纯净水、小气球等。

三、原　　理

B型超声成像以3个物理假定为理论基础，在影像的形成过程中，受成像原理、技术、方法及介质特性等主客观因素的影响，会出现声像图与实际组织结构不同的伪像。本实验主要对以下B型超声伪像在人工造模的基础上观测其声像图。

1. 混响伪像　超声垂直照射到反射较强的平整大界面上时，超声波在探头和界面间来回多次反射，形成等距离多界面混响伪像。腹壁回声常出现混响，使膀胱的表浅部位出现假回声，如图13-1（a）所示。

2. 多次内部混响伪像　超声束在器官组织的异物内来回反射，产生特征性的彗星尾征声像图，利用子宫内彗星尾征可识别金属宫内节育器的存在，如图13-1（b）所示。

3. 旁瓣伪像　旁瓣接收来自不同方向的反射回波所成的像，可产生在主瓣回声图形的两侧，在胆固醇结石两侧形成"狗耳"样伪像，如图13-1（c）所示。

4. 声影伪像　扫描声束遇到强反射或强衰减的物质时，会在其后方出现条带状无回声区形成声影，如图13-1（c）所示，结石后方的宽大暗区即为声影。

5. 折射声影伪像　声束通过球形或椭球形结构两侧时，由于超声从低速介质到高速介质，入射角度超过临界角形成全反射，没有反射回波信号，而使其后方出现细狭纵向条状无回声的声影，如图13-1（d）所示。

6. 声速失真伪像　由于超声在所测物体中传播速度与诊断仪所设标准速度（通常取

1 540m·s^{-1})相比较差异过大而引起所成像偏大或偏小的伪像。

7. 后方回声增强伪像 如果声束先通过声衰减甚小的病灶或器官，使其后方回声强于同深度的周围组织，形成后方回声增强伪像，如图13-1（e）所示。

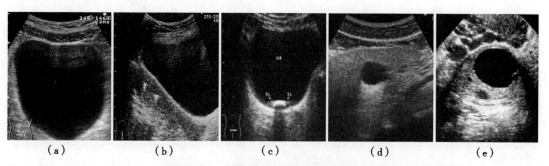

（a）　　　　　　（b）　　　　　　（c）　　　　　　（d）　　　　　　（e）

图13-1 几种典型B型超声伪像声像图

（a）混响伪像；（b）多次内部混响伪像；（c）旁瓣伪像、声影伪像；（d）折射声影伪像；（e）后方回声增强伪像。

四、内容与步骤

按照实验十二做好开机准备工作并按以下步骤进行实验。

1. 混响伪像及多次内部混响伪像的观测

（1）向侧面附有标尺、长为12cm的水槽内注入约2/3容积的纯净水，将带有空气夹层的有机玻璃挡板置于距探头5cm处并与探头垂直。探头蘸取耦合剂后与水槽壁面密接，如图13-2所示，适当调整聚焦、增益旋钮至观察到清晰像。

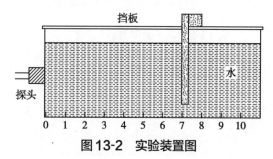

图13-2 实验装置图

（2）冻结图像，打印所观察到的混响伪像及多次内部混响伪像。

（3）测量所观察到的声像图中挡板形成的3个回波的距离，辨别真像和伪像，分析观察到的声像图中的混响伪像。将测量结果记录于表13-1中。

（4）将挡板置于距探头约8cm处并与探头垂直，重复（2）～（3）。

（5）将挡板换成有机玻璃薄板，重复（1）～（4），观察声像图的变化。

（6）总结混响伪像及多次内部混响伪像的特点，说明该伪像的识别方法。

2. 旁瓣伪像的声像图观察

（1）取一大的玻璃缸，放入适量纯净水，将图13-2中的有机玻璃盒口向下放入玻璃缸中。取适当大小的光滑鹅卵石置于气球内，球内充入适量纯净水，模拟胆囊内结石，将准备好的气球放在水槽上，气球距水面约8cm。

表 13-1 混响伪像及多次内部混响伪像声像图

挡板距探头 5cm：测量像的位置 /cm						
含空气夹层的有机玻璃挡板			有机玻璃薄板			
像 1	像 2	像 3	像 1	像 2	像 3	
简图			简图			
挡板距探头 8cm：测量像的位置 /cm						
含空气夹层的有机玻璃挡板			有机玻璃薄板			
像 1	像 2	像 3	像 1	像 2	像 3	
简图			简图			
总结						

(2) 水面用保鲜膜覆盖，涂适量耦合剂于保鲜膜上。解冻图像，探头通过保鲜膜对光滑石块进行扫查，直至找到光滑石块形成的旁瓣伪像。

(3) 冻结图像，打印所观察到的旁瓣伪像。

3. 强反射声影的声像图观测　实验装置如图 13-2 所示。

(1) 将带有空气薄层的有机玻璃挡板 2 置于距探头 8cm 处，测量第一个反射回波的距离，记录于表 13-2 中。

(2) 在距探头 6cm 处放置一薄有机玻璃挡板 1，分别测量挡板 1 和挡板 2 第一个反射回波距探头的距离，记录于表 13-2 中。

(3) 另取一薄有机玻璃挡板 3 置于挡板 2 后距探头 10cm 处，重复步骤（2）。

(4) 取走挡板 2，重复步骤（3）。

分析表 13-2 的测量结果，总结强反射声影形成的物理因素。

表 13-2 强反射声影的声像图观测

步骤	挡板 1/cm	挡板 2/cm	挡板 3/cm
（1）	—		—
（2）			—
（3）			
（4）		—	

4. 自行设计强吸收声影的人工造模实验步骤，并完成声像图观测。

5. 折射声影伪像的声像图观测

(1) 将步骤 2 中的气球换成横截面为圆形的软塑料瓶，瓶内装满甘油。

(2) 做该瓶的圆形横切面声像图扫查，至观察到折射声影伪像。

(3) 冻结并打印该伪像声像图。

6. 声速失真伪像的声像图观测　取机内设定标准声速为 1 540m·s^{-1}。

(1) 另取两个步骤 5 中的相同塑料瓶，分别装满饱和盐水、无水乙醇。

(2) 按步骤 5，分别作 3 个瓶子的纵切面声像图扫查，测量图像中瓶子的直径，记录测量结果于表 13-3 中。

(3) 用游标卡尺测瓶子直径记入表 13-3 中，此结果作为瓶子直径的真值。

（4）比较测量值与真值，说明形成误差的原因。

（5）根据机内设定超声波在人体内传播的标准声速及表13-3的测量数据，列式计算超声波在饱和盐水、无水乙醇及甘油中的传播速度，将所得结果记入表13-3中。

表13-3　声速失真伪像的声像图观测

液体	卡尺测直径/cm	图像测直径/cm	相对误差	计算声速/(m·s⁻¹)
无水乙醇				
饱和盐水				
甘油				

7. 后方回声增强伪像的声像图观察　受检者需空腹，于右肋缘下斜向上探查胆囊声像图，可观察到胆囊后方回声增强伪像。图像冻结并打印。

五、注 意 事 项

本实验注意事项同实验十二。

六、思 考 题

1. 根据实验结果，分析形成各种B型超声伪像的物理机制分别是什么？

2. 根据切片厚度伪像、多途径反射伪像及镜面效应伪像的产生机制，设计观察对应伪像声像图的实验方法和步骤。

（王亚平）

实验十四 全数字彩色多普勒超声诊断系统的基本原理及其应用

一、实验目标

(一)知识目标

1. 了解全数字彩色多普勒超声诊断系统成像的基本原理。
2. 学习全数字彩色多普勒超声诊断系统的使用方法。
3. 观察颈动脉彩色多普勒超声声像图,测量颈动脉血流速度。

(二)素质目标

1. 培养多个角度看问题、多种理论分析问题、多种技术解决问题的能力。
2. 训练有逻辑地解决复杂问题的能力。

二、实验器材

Apogee 2800 全数字彩色多普勒超声诊断系统、耦合剂、清洁纸。

三、原理及仪器介绍

(一)原理

1. 脉冲波多普勒成像原理 采用单个换能器,在脉冲期发射超声波,在脉冲间歇期内接收血细胞朝向探头的多普勒频移信号,采用频谱分析技术所形成的实时显示的血流频谱。

2. 彩色多普勒血流成像原理 将获得的血流信息经相位检测、自相关处理、彩色灰阶编码后,用彩色显示平均血流速度,并将其组合、叠加显示在 B 型灰阶图像上的一种超声影像检查技术,简称彩超。

(二)仪器介绍

1. 系统的组成 由主机(探头选择板、数字处理板、接口板、计算机、控制面板以及电源等)、显示器、探头和外围设备等部分组成。可同时连接 3 个探头。

2. 主要技术指标

(1)探头配置:高密度超宽频变频线阵探头,高密度超宽频变频凸阵探头。

(2)成像模式:分为 B、2B、4B 模式;B/M 模式、M 模式;B 模式独立角度偏转(线阵探头);组织谐波成像(THI);彩色多普勒血流图(CDFI);彩色多普勒能量图(CDEI);脉冲波多普勒(PW)。

(3)图像参数调节:可分别在 B 模式、M 模式、彩色血流图/彩色能量图、脉冲波多普勒等模式下进行相关参数调节。

(4)测量与分析计算:分为普通、M 型、多普勒、专用计测软件包等测量。

3．系统组成部件简介

（1）探头：常用探头类型有凸阵探头、线阵探头、相控阵探头等。

（2）控制面板结构：如图 14-1 所示。

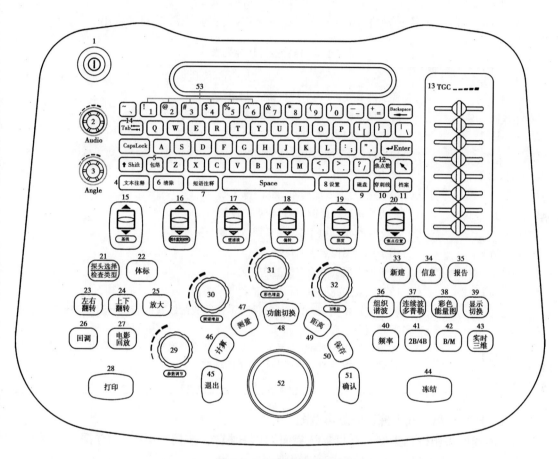

图14-1　控制面板结构

1．电源开关；2．音量调节；3．角度调节；4．文本注释；5．自动包络；6．清除；7．短语注释；8．设置；9．存储设置；10．穿刺引导线；11．病案管理系统；12．焦点数；13．8 段 TGC 滑动电位器；14．输入法切换；15．基线调节；16．脉冲重复频率调节；17．壁滤波调节；18．偏转角度调节；19．深度调节；20．焦点位置调节；21．探头选择 / 检查类型；22．体标；23．图像左右翻转；24．图像上下翻转；25．图像放大；26．图像回调；27．电影回放；28．打印；29．参数调节；30．频谱增益；31．彩色增益；32．B 增益；33．新建患者信息；34．患者信息；35．报告系统；36．组织谐波；37．连续波多普勒模式；38．彩色能量图；39．显示切换；40．频率调节；41．2B/4B 模式；42．B/M 模式；43．实时三维（4D）；44．图像冻结；45．退出；46．专用计测软件包；47．常规测量包；48．功能切换；49．距离测量；50．保存图像；51．确认；52．轨迹球；53．快捷键（【Key1】~【Key6】）。

四、内容与步骤

实验前仔细阅读使用说明书，熟悉诊断仪的主要性能指标和面板结构；了解诊断仪的使用条件、安全性能；学习操作面板上各键或旋钮的使用方法。

（一）开机

1. **开电源** 将仪器后面板上的主电源开关置于"｜"的位置，指示灯亮。按下控制面板上的电源开关键，系统启动（约需 3min）。

2. **增益控制的预置** 调节增益旋钮和滑动电位器到适当位置。

3. 熟悉表 14-1 中各种控件功能，已使用过的和本次实验不涉及的未列出。

表 14-1　各种控件功能列表

控制部件	功能简介
【Audio】	音量调节旋钮，调节扬声器的音量
【Angle】	角度调节旋钮，用于调节 PW 模式下的校正角度
【Backspace】	退格键，注释状态下，可删除光标前面的字符
【Tab】	切换键，用于文本输入法的切换
【Caps Lock】	大小写切换键
【Enter】	换行键，将文本注释添加到图像区域
【焦点数】	焦点数快速选择键，设置焦点的数量
【TGC】	8 段 TGC 滑动电位器，用于调节图像各深度的增益
【焦点位置】	用于调节图像焦点的位置
【探头选择 / 检查类型】	用于调出探头和检查类型选择窗口
【参数调节】	改变已被加亮的参数和项目的值与状态
【频谱增益】	按下旋钮中央按键，激活脉冲波多普勒成像模式；转动旋钮，调节脉冲波多普勒增益
【彩色增益】	按下旋钮中央按键，激活彩色多普勒血流成像模式；转动旋钮，调节彩色多普勒血流增益或彩色多普勒能量图增益
【B 增益】	按下旋钮中央按键，激活单 B 模式；转动旋钮，调节 B 模式图像增益

（二）B 型超声模式下探查肝脏声像图

1. **选择探头和检查类型** 开机默认界面为单 B 模式，按控制面板上的【探头选择 / 检查类型】键，选择某探头下需要的检查类型"腹部"。

2. **切换探头的频率** 实时状态下，按【频率】键即可改变当前探头频率。

3. **B 型超声模式下探查肝脏** 待查部位涂适量耦合剂，探头放在肝脏检查区域上找到肝脏图像，调节【B 增益】、【TGC】、【参数调节】、【频谱增益】、【彩色增益】、【焦点数】（一般不超过 2 个）、【焦点位置】等参数使肝脏显示清楚，探查不同方位肝脏的声像图。具体操作同实验十二"四、内容与步骤"5。

4. **选择成像模式** 非冻结状态下，通过控制面板上【B 增益】【2B/4B】等按键进行模式选择和切换。冻结图像，记录 2B、4B 成像模式下右肋缘下扫查肝脏的不同界面声像图。

（三）彩色多普勒血流成像（CDFI）模式下探查颈动脉

1. **按下【探头选择 / 检查类型】键** 屏幕上出现系统连接的探头以及探头支持的检查类型，选择某探头下需要的检查类型"颈动脉"。

2. **B 模式下探查颈动脉并找到颈动脉的纵切断层声像图。**

3. **进入彩色多普勒血流成像模式** 实时状态下，按【彩色增益】键，进入彩色多普勒血流成像模式，如文末彩图 14-2 所示。用轨迹球把彩框移动到要检测的位置；按【功能切换】

键,彩框四边由实线变化为虚线,此时滚动轨迹球可调节彩框的大小;再次按【功能切换】键确定彩框的大小,轨迹球功能恢复为改变彩框的位置。当使用线阵探头时,拨动【偏转】开关,可调节彩框的偏转角度。(再次按【彩色增益】键,可返回单 B 模式,待后续检查完成后可按此键返回单 B 模式。)

4．彩色多普勒血流成像参数调节　实时状态下调节以下参数。

(1)彩色增益:旋转【彩色增益】旋钮,调节图像彩色增益。

(2)C 频率:按【确认】键出现箭头光标,移动光标到控制参数"C 频率"上,该控制参数变成蓝色,滚动轨迹球(或旋转【参数调节】旋钮)调节频率。

(3)脉冲重复频率:上下拨动【脉冲重复频率】开关,可提高或降低血流速度的检测范围,该项数值的调节以不产生色彩混叠现象为宜。

(4)上述参数调节好后,冻结并记录得到的声像图。

5．在CDFI 模式状态下测量血管直径和血流速度

(1)按【测量】键打开 CDFI 模式常规测量菜单,再使用轨迹球和【确认】键选择"血流速度",图像区域出现" + "形光标,进入血流速度测量状态。

(2)移动光标到血管中,使用"距离"测量法测出血管的直径并记录。

(3)直径确定后,会出现一条与直径默认夹角为 60°的虚线。滚动轨迹球,虚线会以血管直径中间的红点为中心旋转,当旋转到与血管平行的位置时,按【确认】键确定。记录显示在测量结果区由系统自动计算出的血流角度,血流速度的平均值、最大值和血流量。

(四)脉冲波多普勒成像模式(PW)

1．进入脉冲波多普勒成像模式

(1)在实时状态下,按【频谱增益】键(第一次按),图像区域出现脉冲波多普勒模式采样容积,进入 PW 预备模式,如图 14-3 所示。

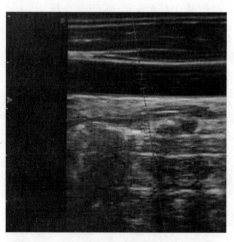

图14-3　脉冲波多普勒模式取样容积

(2)旋转【频谱增益】旋钮,调节采样容积的长度小于血管直径的1/3。

(3)旋转【Angle】或【参数调节】旋钮可调节和矫正角度的大小。

(4)按【频谱增益】键(第二次按)激活脉冲波多普勒扫描,进入脉冲波多普勒成像模式,B 图像与 PW 图像上下分布。此时,B 图像冻结,如文末彩图 14-4 所示。

（5）第一次按【显示切换】键，激活 B 图像，PW 图像冻结；第二次按【显示切换】键，B 图像和 PW 图像同时被激活；第三次按【显示切换】键，激活 PW 图像，B 图像冻结。按【放大】键可以放大 PW 图像，有多挡可调。

（6）按【频谱增益】键（第三次按），进入全屏脉冲波多普勒扫描。若需调节脉冲波多普勒参数，则不进入全屏状态。

2．脉冲波多普勒参数调节 无特别说明，以下调节均在实时状态下进行。

（1）增益调节：旋转【频谱增益】旋钮，调节脉冲波多普勒增益的大小。

（2）矫正角的调节：实时或冻结状态下，旋转【Angle】或【参数调节】旋钮矫正矢量角至血流的方向，在采样容积位置显示矫正指示线和矫正角度。

（3）采样容积的调节：在 PW 预备状态下，旋转【频谱增益】旋钮可改变采样容积的大小，移动轨迹球可上下移动采样容积的位置。

（4）脉冲重复频率调节：拨动【脉冲重复频率】开关，向上拨动可检测高流速血流；向下拨动可检测低流速血流；调节不适当可使血流无法被检测到。

（5）记录调节好的声像图。

3．PW 模式下测量血流速度

（1）按下【测量】键打开 PW 模式常规测量菜单，使用轨迹球和【确认】键点击"常规"测量标卡，点击"多普勒常规"，选择"速度"，图像区域出现"＋"形光标（PSV）以及"＋"光标延伸的两条纵横交错的虚线，进入速度测量状态。

（2）用轨迹球移动光标到频谱收缩期波峰并按【确认】键，"＋"形光标（PSV）被固定，PSV 数值被确定，移动轨迹球，出现第二个"＋"形光标（EDV）及"＋"形光标延伸的两条纵横交错的虚线。

（3）用轨迹球移动光标，测量结果窗口中实时显示测量值。此时可按【功能切换】键在两个光标间切换控制，再次定位其中任何一个或两个光标。

（4）用轨迹球移动光标到舒张期最低峰上，按【确认】键，"＋"形光标（EDV）被固定，EDV、S/D、RI 数值被确定，完成测量，如图 14-5 所示。

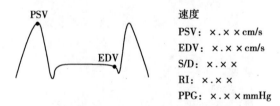

图 14-5 PW 模式下测量血流速度

（5）记录显示在测量结果窗口的数据。

五、思 考 题

根据本次实验内容，自拟表格完成测量数据的记录。

（王亚平）

实验十五　超声多普勒效应实验

一、实 验 目 标

（一）知识目标

1. 测定超声接收器运动速度与接收频率之间的关系，验证多普勒效应，并由 $f\text{-}v$ 关系直线的斜率求声速。

2. 利用多普勒效应测量物体运动过程中多个时间点的速度。

（二）素质目标

1. 培养严谨、细致、耐心的学习与工作态度。

2. 训练从已知数据中分析相互关系的方法，有逻辑地解决复杂问题。

二、实 验 器 材

多普勒效应综合实验仪。

三、原理及仪器介绍

（一）原理

1. 超声的多普勒效应　根据声波的多普勒效应，当声源与接收器之间有相对运动时，接收器接收到的频率 f 为

$$f = f_0 \frac{(u + v_1 \cos a_1)}{(u - v_2 \cos a_2)} \tag{15-1}$$

式（15-1）中 f_0 为声源发射频率，u 为声源，v_1 为接收器运动速率，a_1 为声源与接收器连线和接收器运动方向之间的夹角，v_2 为声源运动速率，a_2 为声源与接收器连线和声源运动方向之间的夹角。

若声源保持不动，运动物体上的接收器沿声源与接收器连线方向以速度 v 运动，则从式（15-1）可得接收到的频率应为：

$$f = f_0(1 + \frac{v}{u}) \tag{15-2}$$

当接收器向着声源运动时，v 取正，反之取负。

若 f_0 保持不变，以光电门测量物体的运动速度，并由一起对接收器接收到的频率自动计数，根据式（15-2），作 $f\text{-}v$ 关系图可直观验证多普勒效应，且由实验点作直线，其斜率应为 $k = f_0/u$，由此可计算出声速 $u = f_0/k$。

由式（15-2）可解出：

$$v = u(\frac{f}{f_0} - 1) \tag{15-3}$$

若已知声速 u 及声源频率 f_0，通过设置使仪器以某种时间间隔对接收器接收到的频率 f 采样计数，由微处理器按式（15-3）计算出接收器运动速度，由显示屏显示 $v\text{-}t$ 关系图，或调阅有关测量数据，即可得出物体在运动过程中的速度变化情况，进而对物体运动状况及规律进行研究。

2．超声的红外调制与接收 本仪器对接收到的超声信号采用无线的红外调制 - 发射 - 接收方式。即用超声接收器信号对红外波进行调制后发射，固定在运动导轨一端的红外接收端接收红外信号后，再将超声信号解调出来。由于红外发射、接收过程中信号的传输是光速，远远大于声速，它引起的多普勒效应可忽略不计。采用此技术将实验中运动部分的导线去掉，使得测量更准确，操作更方便。信号的调制 - 发射 - 接收 - 解调，在信号的无线传输过程中是一种常用的技术。

（二）仪器介绍

由实验仪，超声发射、接收器，导轨，运动小车，支架，光电门，电磁铁，弹簧，滑轮，砝码等组成。

实验仪采用菜单式操作，显示屏显示菜单及操作提示，方向键选择菜单或修改参数，按确认键后仪器执行。实验仪面板图如图 15-1 所示。

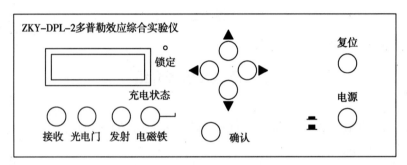

图 15-1 实验仪的面板图

四、内容与步骤

实验内容：让小车以不同速度通过光电门，仪器自动记录小车通过光电门的平均运动速度及与之对应的平均接收频率。由仪器显示的 $f\text{-}v$ 关系可看出，若测量点成直线，符合式（15-2）描述的规律，即直观验证了多普勒效应。用作图法或线性回归法计算 $f\text{-}v$ 直线的斜率 k，由 k 计算声速 u 并与声速的理论值比较，计算百分比误差。

（一）仪器安装

如图 15-2 所示：所有需固定的附件均安装在导轨上，并在两侧的安装槽上固定。调节水平超声传感发生器的高度，使其与超声接收器（已固定小车上）在同一平面上，再调整红外接收传感器高度和方向，使其与红外发射器（已固定在小车上）在同一条轴线上。将组件电缆接入实验仪的对应接口上（图 15-3）。安装完毕后，让电磁铁吸住小车，给小车上的传感器充电，第一次充电 6～8s，充满后（仪器面板充电灯变绿色）可以持续使用 4～5min。在充电时要注意，必须让小车上的充电板和电磁铁上的充电针接触良好。

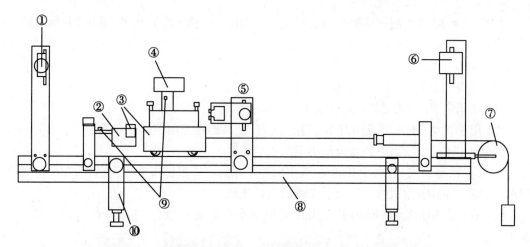

图15-2　多普勒效应验证实验及测量小车水平运动安装示意图

1．红外接收支架组件；2．电磁阀充电组件；3．充电部分；4．小车及传感器接收组件；5．光电门支架组件；6．水平发生传感器组件；7．水平滑轮及砝码；8．导轨；9．充电孔；10．挡块支架组件。

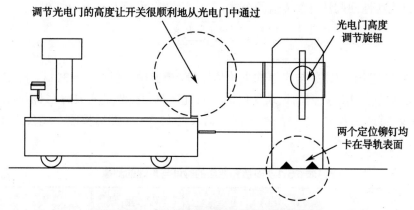

图15-3　光电门的安装及高度调节示意图

（二）测量准备

1．实验仪开机后，首先要求输入室温。因为计算物体运动速度要代入声速，而声速是温度的函数。利用 ◄► 将室温 T 值调到实际值，按"确认"。

2．第二个界面要求对超声发生器的频率进行调谐。在超声应用中，需要将发生器与接收器的频率匹配，并将驱动频率调到谐振频率 f_0，这样接收器获得信号幅度才最强，才能有效地发射与接收超声波。一般 f_0 在 40kHz 左右，调谐好后，面板上的锁定灯将熄灭。

3．电流调至最大后，按"确认"。本仪器所有操作均要按"确认"键，数据才能被写进仪器。

（三）测量步骤

1．在液晶显示屏上，选中"多普勒效应验证实验"，并按"确定"。

2．利用 ► 键修改测试总次数（选择范围 5～10，一般选 5 次），按▼，选中"开始测试"。

3．准备好后，按"确认"键，电磁铁释放，测试开始进行，仪器自动记录小车通过光电门时的平均运动速度及与之对应的平均接收频率。

改变小车的运动速度，可用以下两种方式：

（1）砝码牵引：利用砝码的不同组合实现。

（2）用手推动：沿水平方向对小车施以变力，使其通过光电门。

为便于操作，一般由小到大改变小车的运动速度。

4．每一次测试完成，都有"存入"或"重测"的提示，可根据实际情况选择，"确认"后回到测试状态，并显示测试总次数及已完成的测试次数。

5．改变砝码质量（砝码牵引方式），并退回小车让磁铁吸住，按"开始"，进行第 2 次测试。

6．完成设定的测试次数后，仪器自动存储数据，并显示 f-v 关系图及测量数据。

五、结果与数据处理

由 f-v 关系图可看出，若测量点成直线，符合式（15-2）描述的规律，即直观验证了多普勒效应。用 ► 选中数据并记入表 15-1 中，用作图法或线性回归法计算 f-v 关系直线的斜率 k。式（15-4）为线性回归法计算 k 值的公式，其中测量次数 i 取 5～n，n≤10。

$$k = \frac{\overline{V_i \times f_i} - \overline{V_i} \times \overline{f_i}}{\overline{V_i^2} - \overline{V_i}^2} \tag{15-4}$$

由 k 计算声速 $u = f_0/k$，并与声速的理论值比较，声速理论值由 $u_0 = 331(1 + t/273)^{1/2}$（m/s）计算。t 表示室温。测量数据的记录是仪器自动进行的。在测量完成后，只需在出现的显示界面上，用 ► 键选中数据，▼键翻阅数据并记入表 15-1 中，然后按照上述公式计算出相关结果并填入表格。

表 15-1　多普勒效应的验证与声速的测量　　　　　　$f_0 =$

测量数据						直线斜率 $k/\mathrm{l \cdot m^{-1}}$	声速测量值 $u = \dfrac{f_0}{k}/(\mathrm{m \cdot s^{-1}})$	声速理论值 $u_0/(\mathrm{m \cdot s^{-1}})$	百分比误差 $(u - u_0)/u_0$
次数 i	1	2	3	4	5	6			
$V_i/(\mathrm{m \cdot s^{-1}})$									
f_i/Hz									

六、注　意　事　项

1．仪器安装时要尽量保证红外接收器、小车上的红外发射器和超声接收器，超声发射器三者在同一轴线上，以保证信号传输良好。

2．仪器安装时不可挤压连接电缆，以免导线折断。

3．小车不使用时应立放，以免小车滚轮沾上污物，影响实验进行。

七、思 考 题

1. 小车的摩擦力会对测量误差产生什么样的影响？
2. 为何不考虑红外信号发射接收时产生的多普勒现象？
3. 试分析红外信号通过发射接收来测量物体运动时的信号基本处理过程。

（杨庆华）

实验十六　透射式超声 CT

一、实验目标

（一）知识目标

1. 了解透射式超声成像的原理。
2. 掌握透射式超声成像实验仪的测量方法。

（二）素质目标

1. 培养良好的科学实验素养。
2. 培养实验耐心及相关良好心理素质，善于思考，积极思考。

二、实验器材

FB219A 型超声成像实验仪，圆形旋转储水槽，自动控制马达，换能器 2 个，A/D 采集卡及驱动程序，Visual Basic 软件，专用连接线等组成。

三、原理及仪器介绍

本实验利用超声波在水中被物体阻挡后衰减的机理，通过超声成像实验仪发射和接收换能器位置信号，输出的电压信号送入计算机的 A/D 采集卡。A/D 采集卡的另一通道采集换能器的跃变位置信息，并将数据提供给成像系统程序，把物体某一断层的截面图画出。实验仪面板如图 16-1 所示。

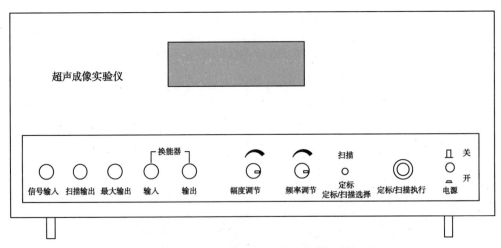

图 16-1　透射式超声成像实验仪面板及接口图

注意：本实验属于早期的超声仪工作原理，现在已经不太使用这种成像方法，学生通过该实验主要了解超声断层成像扫描的基本原理。其方法和 X-CT 以及 ECT 甚至 MRI 成像具有类似之处。

利用影像重建技术，在计算机的辅助下得到一个二维的断面参数分布影像。超声 CT 系统由两个相对的超声换能器来完成超声波的发射、接收工作。换能器被安装在一个旋转架上，采集各角度下边缘位置，实验过程中由计算机自动生成数据文件，最后由成像程序调用此数据文件生成影像，就可以得到被探测对象各断面的影像。

实验装置如图 16-2 所示，主要由以下部分组成：

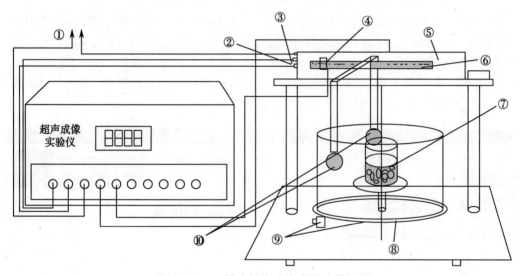

图 16-2 透射式超声成像实验仪整机图

1. 接计算机输出口；2. 定标信号输出接口调标 / 扫描输出接口；3. 信号输出接口；4. 换能器接口；5. 定标 / 扫描执行控制器；6. 定标尺；7. 被测物体；8. 转盘标尺；9. 旋转水槽及止动器；10. 换能器。

1. 实验水槽 图 16-2 中的托盘上放置被测物体。支架上装有传动装置，通过摇手柄的转动可带动滑杆移动，两个换能器固定在滑杆上，并保持正面相对，由换能器接出的信号线与超声波测试仪的脉冲收发端相接，换能器的位置通过转换电路形成电压信号，送入计算机实时处理图像。

2. 超声成像实验仪 超声成像实验仪是整个 CT 实验的基础，它通过发射电路以及接收电路与换能器（即石英晶振片）相连。由于石英晶体表面的压电效应，使得它可以把机械波与振荡电路所产生的连续脉冲进行转换。在发射端，电路的高频方波信号加在压电晶体上，由于逆压电效应，晶体表面会产生相应的机械振动，于是带动空气或水随之振动，形成超声波；在接收端，由压电效应把机械振动转换成电信号。由于换能器的优良性质，它所发出的超声波波速非常窄，因此精度可达到毫秒数量级。

3. 数据采集系统 数据采集系统用计算机的 A/D 采集卡完成数据采集。

4. 分压电路 在实验中，我们需要换能器在电压跃变时的位置信息，这就需要把位置信息转换成可供计算机处理的电信号。我们采用一个专门的同步机构，使滑块与分压电路相连，滑块移动中发生跃变时，计算机采集到此处位置对应的电压信号，然后由定标程序将电压还原为位置信息。

5．放大电路　由于换能器接收的信号较小，所以需要由接口电路进行处理，将采集到的信号进行放大整形处理，再送入计算机。通过这种方法既可以提高单位距离的分辨率，又能提高电路的相对稳定性。

四、内容与步骤

（一）实验内容

1．位置定标　对换能器的行程位置进行标定，按软件的提示移动换能器。在不同的位置由相应的定标电压输出，在计算机上可观察到"定标数据拟合图"。

2．扫描　转动储水槽，使物体转动一个选定的角度，移动换能器，这时对物体进行超声波扫描，一个来回之后，计算机获得相应的扫描信息。通过多组扫描获得选定物体的扫描数据文件并存储。

3．成像　由软件对获得的扫描信息进行处理，生成物体的断面影像，这一工作是在计算机软件下帮助完成的。计算机辅助软件界面如图16-3所示：

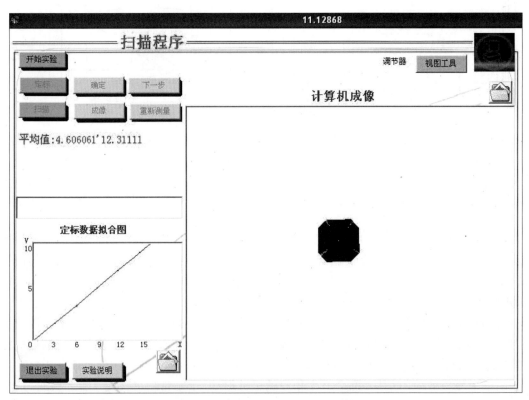

图16-3　透射式超声断层的定标，测量与成像

（二）实验步骤

1．实验连线　按图16-1所示进行接线，将超声成像实验仪的传感器与两换能器之间连通；信号输出，定标、扫描输出与控制器插孔连接（因插孔接口不一样，故不会插错），A/D采集卡的一端接标定电压，有红色标记一端接信号放大输出。

2．将被测物体置于圆筒托盘上，并确保在整个实验过程中不被移动。

3．打开超声层析成像实验的计算机辅助软件，如图 16-3 所示。

4．单击"开始实验"按钮。

5．把定标、扫描键选择拨到定标位置，单击"定标"按钮。

6．按软件下行的提示将标尺移到指定位置处停止，单击"确定"按钮。

7．单击"下一步"按钮，并重复步骤 6。

8．单击"确定"按钮，完成定标。把定标扫描选择键拨到扫描键位置，换能器会自动移回起点 0mm 处。

9．观察"定标数据拟合图"，若"定标数据拟合图"的线性特性明确，则单击"扫描"按钮，否则重复步骤 4。

10．在弹出的"接收换能器最大值调节"对话框中，单击"开始读数"。调节换能器的方向，使两个换能器的端面保持平行。然后调节实验仪的输出频率为 850kHz 左右，再细调超声成像实验仪的"幅度调节"旋钮，使软件读数窗口显示的电压值在 6～8V 范围，再细调频率，使这个电压值为最大。注意：该电压值不可高于 8V，如高于 8V，则要适当调节"幅度调节"旋钮，使该电压减小，并保持 6～8V 范围。

11．当电压值稳定 30s 后，按停止读数，进而确定低点和高点的阈值（或单击"默认"按钮）。

12．单击"模式"按钮，在弹出的"模式选择"对话框中输入转盘每次转动的角度（必须能被 180° 整除，示值越小分辨率越高，但实验时间就越长，反之就越短），单击"确定"按钮。

13．单击"开始扫描"按钮，按提示转动转盘至指定角度，再单击"确定"按钮，按钮定标扫描执行键后，换能器会自动来回采样，若采样成功则会显示"本步骤完成"，并显示 4 次采集数据；单击"确定"按钮；计算机自动按平均值储存数据库。

14．重复步骤 13。

15．单击"确定"按钮，单击"成像"按钮。

16．利用右上角"保存图像"按钮保存截面图或打印。

（三）数据记录

各角度读数记录在表 16-1 中。

表 16-1　各角度读数

度数	读数	其他间隔角度数据
0°		
10°		
20°		
30°		
40°		
50°		
60°		
70°		
80°		
90°		

续表

度数	读数	其他间隔角度数据
100°		
110°		
120°		
130°		
140°		
150°		
160°		
170°		

五、思 考 题

1. 定标工作的意义是什么？

2. 超声换能器接收信号最强表示的是什么？

3. 转盘每次输入角度（步进）可以是180°的整除角度，如10°步进和30°步进，两者对成像效果有什么差异？

（杨庆华）

实验十七　磁共振现象的观测

一、实 验 目 标

（一）知识目标

1．通过实验加深理解磁共振现象产生的原理。

2．掌握测核磁旋比的方法。

（二）素质目标

1．得到开展科学研究的基本训练。

2．培养细致、严谨的科学素养。

二、实 验 器 材

核磁共振实验仪。

三、原理及仪器介绍

（一）实验原理

自旋不为零的原子核处在恒定磁场 B_z 中时，在外磁场的作用下会发生能级分裂。当入射电磁波的光子能量与核能级分裂的裂距相等时，该原子核系统对这种电磁波的吸收最强，这种现象称为核磁共振吸收，临床成像中避免患者谈"核"恐慌，故简称为磁共振。

对于氢原子核，即一个质子，如果原来的能级为 E_0，将该原子核放在 z 方向的磁场 B_z 中时，能级分裂为 E_1 和 E_2 两个能级。磁场越强，裂距越大。

$$E_2 - E_1 = \Delta E = g\mu_N B_z \tag{17-1}$$

式（17-1）中，常数 $\mu_N = \dfrac{eh}{4\pi m_p}$ 称为核磁子，m_p 是质子的质量，e 是质子电荷量，g 是一个与原子核本身性质有关的无量纲常数，称为 g 因子，对于氢核 $g=5.585\ 5$。

若在垂直于 B_z 方向上加一个频率为 $v(10\sim100\mathrm{MHz})$ 的电磁场 $B_1\cos2\pi vt(B_1\ll B_z)$，则当它所对应的能量 hv 与能级裂距 ΔE 正好相等时，可发生磁共振现象。即产生磁共振的条件为

$$\Delta E = g\mu_N B_z = hv \tag{17-2}$$

观察磁共振现象有两种方法：一种是磁场 B_z 固定，让入射电磁场的频率 v 连续变化，当满足式（17-2）时，出现共振峰，称为扫频法；另一种是把频率 v 固定，而让 B_z 连续变化，称为扫场法。本实验采用扫频法。

（二）仪器介绍

实验装置由样品管、永磁铁、音频调制磁场电源、射频边限振荡器、频率计、示波器等组

成，如图 17-1 所示。

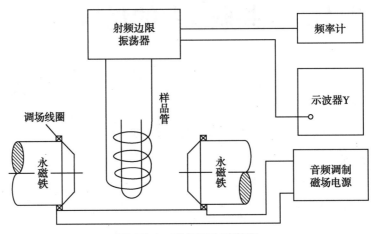

图 17-1　磁共振实验装置

1. 样品放在塑料样品管内，置于永磁铁的磁场中。样品管外绕有线圈，构成射频边限振荡器振荡电路中的一个电感。

2. 永磁铁提供样品能级分裂所需要的强磁场，其磁感应强度为 B_0，在永磁铁上再加一个小的音频调制磁场，把 $B_m\sin2\pi v_m t$ 的 50Hz 信号接在永磁铁的调场线圈上（$B_m<<B_0$），B_m 值可连续调节。因此磁场中样品处的实际磁感应强度为

$$B = B_0 + B_m\sin2\pi v_m t \tag{17-3}$$

3. 射频边限振荡器因处于稳定振荡与非振荡的边缘状态而得名，它提供频率为 19～25MHz 的射频电磁波，其频率连续可调，并由频率计显示。当样品由于磁共振而吸收能量时，振荡器的输出幅度会明显降低。

4. 检波器与放大器把射频边限振荡器的输出信号进行检波与放大，将它的幅度变化信息输入示波器而显示出来。

根据式（17-2），满足共振条件的射频边限振荡器的振荡频率应为

$$v_0 = g\mu_N B_0/h \tag{17-4}$$

（1）若射频边限振荡器的实际振荡频率 $v >> v_0$，则共振条件要求样品处在 $B >> B_0$ 的磁场中。但因为 $B_m << B_0$，故由式（17-3）可知，实际磁场不可能满足上述条件，即不可能出现磁共振现象，射频边限振荡器的输出幅度无变化，示波器显示的只是一条水平线，如图 17-2（a）所示。

（2）若射频边限振荡器的实际频率 $v \approx v_0$（设 $v \geq v_0$），则共振条件要求 $B \approx B_0$（且 $B \geq B_0$）。这可以在符合下式的某些时刻 t 得到满足：$B = B_z = B_0 + B_m\sin2\pi v_m t$。在这些时刻会发生磁共振，即在这些时刻，射频边限振荡器的输出振幅下降，示波器上显示出若干个吸收峰（B_z 的一个周期内有 2 个），如图 17-2（b）所示。

（3）若射频边限振荡器的实际振荡频率 $v = v_0$，则共振条件要求 $B = B_0$。于是，在 $t = 0$ 的时刻得到满足。在这些时刻会发生磁共振，即在这些时刻射频边限振荡器的输出振幅下降，示波器上显示出吸收峰，它们是等间隔的，称为"三峰等间距"的波形，如图 17-2（c）所示。这时从频率计读出射频边限振荡器的频率，即为 v_0，于是可根据式（17-4）算出样品的 g 因子。

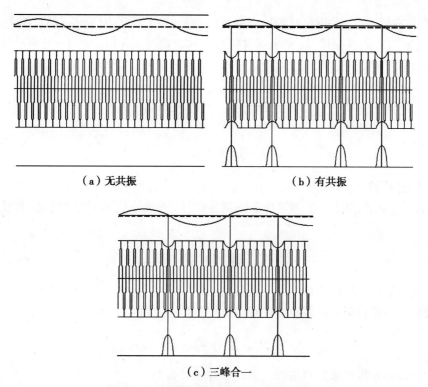

（a）无共振　　　　　　　（b）有共振

（c）三峰合一

图 17-2　磁共振实验中的 3 种不同情况

四、内容与步骤

（一）基本实验部分

1. 放入 $CuSO_4$ 水溶液，测量磁场强度（测磁感应强度）。

（1）将被测样品放入永磁铁缝隙中，使塑料管垂直在中心位置，即轴线与稳恒磁场方向垂直。

（2）调节"射频边限振荡器"使其振荡，频率计有所显示。调节粗调与细调，改变频率 ν，扫描到共振点时，共振吸收信号的相应位置发生变化，出现"相对走动"的现象，即发生了磁共振。记下此时的共振频率 ν。

（3）移动探测线圈在磁场中的前后位置，观测信号的变化，使信号尽可能地调节在最佳位置。调节射频电流大小或改变扫场幅度，观测信号与它们的联系。

（4）按式（17-5）计算稳恒磁场的强度 B_0

$$B_0 = 2\pi\nu/\gamma \tag{17-5}$$

式（17-5）中，γ 为质子 ${}^1H$ 的磁旋比，$\gamma = 2.675 \times 10^2 MHz/T$。$B_0$ 为所测稳恒磁场值，ν 为射频频率（以 MHz 为单位）。测量磁场的准确程度取决于频率测量的精确性。

2. 用 HF 做样品，分别观察 ${}^1H$、${}^{19}F$ 的磁共振信号，并测 ${}^{19}F$ 的磁旋比。

完成步骤 1 后，换上 HF 样品。由于 ${}^{19}F$ 的磁共振信号比质子 ${}^1H$ 弱得多，所以做实验时要特别细心，缓慢地增加或降低射频频率，找出等间隔的共振信号，测出共振频率 ν_F 及此时的磁场强度 B_F，B_F 值的测定可采用质子 ${}^1H$ 磁共振的方法来确定。在找到共振信号后，可以

测出 ^{19}F 的共振频率 ν_F，保持此时的稳恒磁场值不变，换上质子 ^1H 样品，然后缓慢增加射频频率，找到质子 ^1H 的共振信号，测出其共振频率 ν_H。此时 ν_F 和 ν_H 是同一稳恒磁场下 ^{19}F 与 ^1H 的共振频率。根据式（17-5）可以计算出 B_F（即 B_0），显然：$B_F = B_H = B_0$。

由式（17-5）可知

$$B_H = 2\pi\nu_H/\gamma_H \qquad B_F = 2\pi\nu_F/\gamma_F$$

所以

$$\gamma_F = \frac{\nu_F}{\nu_H}\gamma_H \tag{17-6}$$

（二）选做实验

观察甘油、血清、蛋白、蛋黄等样品的共振信号，并画出图形，比较线宽、高度、前后尾波有几个。

五、注 意 事 项

1. 永磁铁提供的稳恒磁场不能任意搬动。
2. 边限振荡器的调节必须缓慢进行，实验操作一定要耐心、细致。

六、思 考 题

1. 什么是磁共振现象？产生磁共振的条件是什么？
2. 为什么要加调制场？

（徐春环）

实验十八　脉冲法测量磁共振弛豫时间

一、实 验 目 标

（一）知识目标

1. 用 RF 脉冲观察核磁共振实验现象，观察梯度场对 FID 信号的影响。

2. 通过观察脉冲宽度与 FID 信号幅度及相位的关系，掌握 90° 脉冲、180° 脉冲的含义。

3. 熟悉自旋回波序列（SE）和反转恢复序列（IR）的调试方法，理解相位散失的机理、180° 脉冲的作用、T_2 的含义、纵向磁矩恢复过程中转折点 T_1 的存在及与纵向弛豫时间 T_1 的关系。掌握测量样品纵向弛豫时间 T_1 和横向弛豫时间 T_2 的方法。

（二）素质目标

1. 培养团队协作意识。

2. 培养善于洞察、剖析和发掘问题的能力。

二、实 验 器 材

GY-CTNMR-10 核磁共振成像教学仪、计算机；FD-PNMR-Ⅱ型脉冲核磁共振谱仪实验系统、长余辉示波器（仅限测 T_2）。

三、原理及仪器介绍

（一）原理

1. 用自旋回波测量横向弛豫时间　本实验中在垂直于主磁场 B_0 方向发射 RF 射频量子，通过调节脉冲频率满足

$$h\nu_{RF} = A = g\mu_N B_0 = \frac{h\omega_N}{2\pi} = h\nu_N \tag{18-1}$$

样本内的原子核（这里指氢核）就会发生核磁共振吸收。控制 RF 发射时间为 90° 脉冲，使宏观静磁矩倾倒在 x-y 平面，但不均匀的主磁场使磁矩很快散相衰减，测量中常需要在 z 方向施加线性梯度场，等效于使主磁场不均也会引起散相，对应的弛豫时间是 T_2^* 而不是 T_2。自旋回波序列中 90° 脉冲后经 τ 时间发射 180° 脉冲，在 $t=2\tau$ 时相位重聚，重聚后磁矩衰减满足布洛赫方程 $M = M_0 e^{-t/T_2}$。因为 $M \propto V$，所以 $V = V_0 e^{-t/T_2}$。当 $t=2\tau$ 时

$$V = V_0 e^{-2\tau/T_2} \tag{18-2}$$

V 是重聚产生的电压信号幅值，反映了横向磁化矢量的大小。为了测量的准确性，通过改变 180° 重聚脉冲发射时间在 $t = T_E = 2\tau$、4τ、6τ 时间点，测量自旋回波的幅度大小，得到衰减过程的曲线如图 18-1 所示。

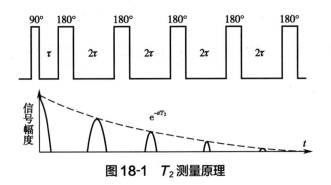

图 18-1 T_2 测量原理

对式(18-2)两边取对数

$$\ln V = \ln V_0 - 2\tau/T_2 \tag{18-3}$$

式(18-3)是一直线方程，V_0 是 90° 射频脉冲刚结束时 FID 信号的幅值，V 是回波幅值，$-\dfrac{2}{T_2}$ 是斜率。根据最小二乘法直线拟合得到 T_2

$$k = -\frac{2}{T_2} = \frac{\overline{\tau} \cdot \overline{\ln V} - \overline{(\tau \cdot \ln V)}}{(\overline{\tau})^2 - \overline{(\tau^2)}} \tag{18-4}$$

2. 用反转恢复序列(IR)测纵向弛豫时间 T_1 由理论课教材可知 IR 序列在纵向磁矩为零转折点时，若此时间用 T_I 表示则有：

$$T_I = T_1 \ln 2 \tag{18-5}$$

可见测得 T_I 就可以得到 T_1。由于 $M \propto V$，采集的信号同样有 $V = V_0(1 - 2e^{-t/T_1})$ 的形式。设 τ 时刻采集信号，则

$$V = V_0(1 - 2e^{-\tau/T_1}) \tag{18-6}$$

由于 180° 脉冲很难做得准确，故式(18-5)的测量会出现误差。对式(18-6)两边除以 V_0 并取对数得到

$$-\frac{\tau}{T_1} = \ln\frac{1}{2}(1 - \frac{V}{V_0}) \tag{18-7}$$

它是一个直线方程，V_0 是 180° 射频脉冲刚结束时采集信号的幅值，V 是回波幅值，$-\dfrac{1}{T_1}$ 是斜率。由最小二乘法直线拟合得到

$$-\frac{1}{T_1} = \frac{\overline{\tau \cdot \ln(1 - \frac{V}{V_0})} - \overline{\tau} \cdot \overline{\ln(1 - \frac{V}{V_0})}}{\overline{\tau^2} - \overline{\tau}^2} \tag{18-8}$$

(二)仪器介绍

1. GY-CTNMR-10 核磁共振成像教学仪 仪器结构和各部分的功能框图见仪器说明书。

软件操作界面见图 18-2 和图 18-3。图 18-2 为参数设置界面，显示测量系统中，共振频率、匀场梯度电流、脉冲宽度、脉冲间隔、重复时间 T_R、通信接口等均由计算机软件控制，通过界面完成设置。图 18-3 为脉冲时序控制界面，包括脉冲方式、第一脉冲宽度和第二脉冲宽度、脉冲间隔、重复时间等条目，用于确定相关参数。

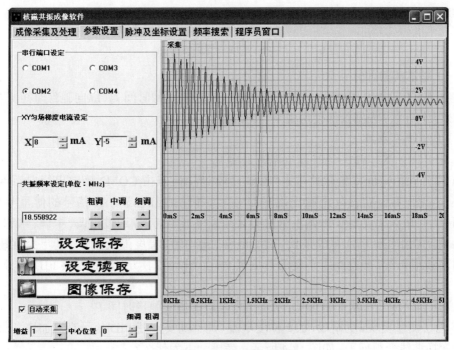

图18-2　参数设置界面

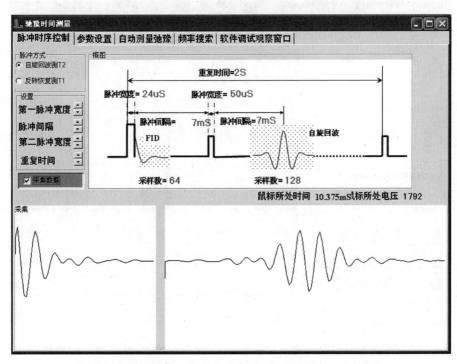

图18-3　脉冲时序控制界面和SE序列的自由感应衰减信号及回波信号

　　2. FD-PNMR-Ⅱ型脉冲核磁共振谱仪实验系统　结构框图见仪器说明书,需要说明的是,与该仪器连接的示波器因为信号重复周期长,存在严重的闪烁现象,一般采用长余辉的慢扫描双踪示波器以减轻闪烁现象。

四、内容与步骤

（一）基本实验部分

1. 用 GY-CTNMR-10 核磁共振成像教学仪测横向弛豫时间 T_2、纵向弛豫时间 T_1。

（1）正确连线：根据仪器使用说明正确连线。

（2）确定共振频率

1）将 Z、R2、X2-Y2 匀场线圈电流调到零。

2）打开弛豫时间测量软件进入"参数设置"界面，点击 COM2 确定串行口后点击"自动采集"按钮，右侧空白处上端出现 FID 信号，下端用红色显示出信号的傅里叶变换图像。调整"共振频率设定"，由本机给定的共振频率开始起调，通过粗调、中调、细调 3 个按钮的调试，直到出现 FID 尾波最长、衰减最慢、最均匀、幅度最大，其傅里叶变换最高、最尖且周围波形光滑，即得到了正确的共振频率，如图 18-2 所示，注意观察 FID 信号和共振频率。

（3）用自旋回波法测 1%$CuSO_4$ 水溶液中氢核的横向弛豫时间 T_2

1）为了测量更快、更精确，加 z 梯度电流（几十毫安），使 FID 信号衰减加快，下面一维傅里叶变换曲线变得低平，如图 18-4 所示。考虑一下为什么？

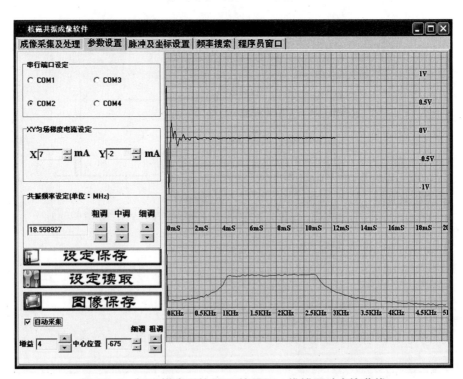

图 18-4　加 Z 梯度后的 FID 信号和一维傅里叶变换曲线

2）建立最佳自旋回波序列。点开"脉冲时序控制"界面，在脉冲方式选项中选择"自旋回波测 T_2"，再点击"采集数据"复选项，信号曲线如图 18-3 所示。确定第一脉冲宽度的依据

是磁矩完全翻转到 xy 平面时，下面出现的 FID 信号幅度最大。确定第二脉冲宽度的依据是关闭第一脉冲时，第二脉冲信号幅度最小，且 180° 脉冲越准确，回波幅度越大。一般选取最大幅度对应的最小宽度值，且 180° 脉冲宽度大约为 90° 脉冲的 2 倍。点击"重复时间"选择 T_R 在 0.5～2s。

3）回波幅度测量：点击"脉冲间隔"按钮改变脉冲间隔时间 τ，测量回波幅度和回波时间 2τ。测量方法是将鼠标点至回波波谷和波峰，界面上出现鼠标所在处时间和电压值，据此测出回波时间 $T_E = 2\tau$ 值及回波幅度值。本机脉冲间隔最小值为 7ms，此后以 1ms 或 2ms、3ms 间隔，逐次测量，取 10 组数据填入表 18-1，用最小二乘法直线拟合公式进行计算。

4）也可以进入"自动测量弛豫"界面，多测量几次求平均就得出 T_2 值。

（4）反转恢复序列（IR）测量纵向弛豫时间 T_1　如图 18-5 所示。

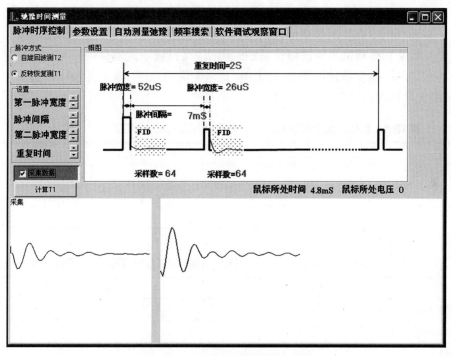

图 18-5　设置 IR 序列测 T_1 界面

1）设置最佳的 IR 序列：在自旋回波测 T_2 基础上，将两个脉冲宽度互换即可。如果重新设置，设置第一脉冲（180°）宽度的依据是信号为零，一般调不到零，取信号最小。设置第二脉冲（90°）宽度的依据是把脉冲间隔时间调至零后再把 90° 脉冲后信号幅度调至最大，此时第一个波谷最低，与 FID 信号相位相反，表明把反转到负向的磁矩翻转到了 xy 平面。

2）信号测量：调节"脉冲间隔"按钮，随着间隔的增大信号幅度越来越低，通过鼠标测量信号出现的时间和幅度并填入表 18-2，代入式（18-8）（或输入数据处理软件）求得 T_1。也可以由公式 $T_1 = T_I \ln 2$ 计算出 T_I。

2. FD-PNMR-Ⅱ脉冲核磁共振谱仪测 T_2

（1）初步调试得到 FID 信号：将"脉冲发生器"的第一、二脉冲宽度拨段开关打至 1ms 档；重复时间打至 1s 档；脉冲的"重复时间"电位器及"脉冲间隔"电位器旋至最大。

（2）"射频相位检波器"的参数设置：将增益拨段开关打至 5mV 档（即最灵敏档）。将匀场板放入磁场中并放入实验样品管（仪器配含有 1% $CuSO_4$ 顺磁离子的纯水），小心移动匀场板使其处于磁场的中心。

（3）示波器设置：将"射频相位检波器"的"检波输出"信号接 CH1 通道（或 CH2）并把幅度拨至 0.1V，AC 档；将"脉冲发生器"的"脉冲输出"（右）接同步端口（即 EXT 端）；频率放至 2ms 或 5ms 档；同步方式选择"常态"（NORM）档，和按下键（"上升触发""＋"），调节"电平"至同步。

（4）通电后调试：缓慢调节 I_0 由零至最大，若无信号时可能电流方向接反，改变"匀场线圈电源"上的"电流换向开关"，再仔细调节便可得到 FID 信号。自旋回波测量横向弛豫时间 T_2，调节第一脉冲至 90°脉冲（自由衰减最大），调节第二脉冲至 180°脉冲（自由衰减最小），调节磁场（调 I_0）直至观察到回波信号，再仔细调节 I_0、第一脉冲、第二脉冲至自旋回波信号最大。测量 FID 峰值与回波峰值间的时间间隔 2τ（读示波器横轴）、自由感应衰减信号的幅度、回波幅度，改变脉冲间隔 2τ 的大小，重复上面的测量，填入表 18-1（粗调时"重复时间"旋全最大，"脉冲间隔"20ms 左右）。

表 18-1　自旋回波序列测 T_2　　　样品：1%$CuSO_4$水溶液　　　$B_0=$ 　T

测量次数	1	2	3	4	5	6	7	8	9	10
2τ /ms										
V_{FID} /V										
Ln（V回波）										

表 18-2　反转恢复序列测 T_1　　　样品：1%$CuSO_4$水溶液　　　$B_0=$ 　T

测量次数	V_0	1	2	3	4	5	6	7	8	9	10	T_1
脉冲间隔 /ms												
信号幅度 /mV												

$T_1 = T_1\ln2 =$

（二）选做实验

通过改变 $CuSO_4$ 水溶液的浓度，观察浓度对磁共振弛豫时间的影响（体现创新思维，有助于学生养成良好的分析问题、解决问题的能力，可作为课后扩展鼓励学生完成）。

五、思　考　题

1. 何为 90°-τ-180°脉冲序列？如何实现？通过 T_2 的测量分析 180°脉冲的作用、T_2^* 与 T_2 的区别及联系。

2. 在调整好共振频率后，如果不加大 z 方向梯度场，直接进入"脉冲时序控制"界面观察自由感应衰减信号和回波信号，理解不均匀磁场对 FID 与 SE 信号的影响，讨论加大 z 梯度场的原理及必要性。

3. 在用 IR 序列测 T_1 的实验中，用公式 $T_1 = T_1\ln2$ 得到的 T_1 值往往小于实际的值，试结合本实验分析误差产生的原因。

4. 通过选做部分的学习对本实验有哪些启示？

（赵　强）

实验十九　梯度磁场的调节与测量

一、实验目标

（一）知识目标
1. 了解载流线圈与亥姆霍兹线圈的磁场分布特点。
2. 掌握弱磁场的测量方法。
3. 证明磁场的叠加原理，设计梯度磁场。

（二）素质目标
1. 注重学思结合、知行统一，增强勇于探索的创新精神、善于解决问题的实践能力。
2. 培养精益求精的大国工匠精神。

二、实验器材

亥姆霍兹线圈磁场测定仪。

三、原理及仪器介绍

（一）原理
1. 载流圆线圈轴线上的磁场分布　设圆线圈的半径为 R，匝数为 N，在通以电流 I 时，根据毕奥 - 萨伐尔定律，则线圈轴线上一点 P 的磁感应强度 B 等于

$$B = \frac{\mu_0 I R^2 N}{2(R^2 + x^2)^{3/2}} \tag{19-1}$$

式（19-1）中，μ_0 为真空磁导率，x 为 P 点坐标，原点在线圈的中心，线圈轴线上磁感应强度 B 与 x 的关系如图 19-1 所示。

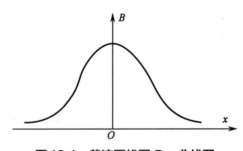

图 19-1　载流圆线圈 B-x 曲线图

2. 亥姆霍兹线圈轴线上的磁场分布　亥姆霍兹线圈大量应用于 NMR 波谱仪中，由于可在其中央空间内产生非常均匀的磁场，它在 MRI 系统中也得到了广泛的应用。

亥姆霍兹线圈是由一对半径为 R，匝数 N 均相同的圆线圈组成，两线圈彼此平行且共轴，如图 19-2 所示。当线圈间距大于 R 时，线圈轴线上的磁感应强度如图 19-3（a）中的曲线所示；当线圈间距等于 R 时，线圈轴线上的磁感应强度如图 19-3（b）中的曲线所示；当线圈间距小于 R 时，线圈轴线上的磁感应强度如图 19-3（c）中的曲线所示。坐标原点取在两线圈中心连线的中点 O。

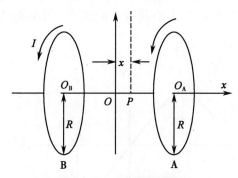

图 19-2　亥姆霍兹线圈

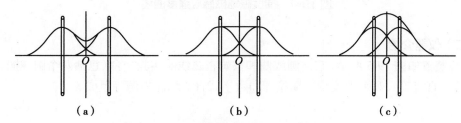

（a）　　　　　　　　（b）　　　　　　　　（c）

图 19-3　亥姆霍兹线圈轴线上的磁场分布

当两线圈间距为 R 时，给两线圈通以同方向、同大小的电流 I，它们在轴线上任一点 P 产生的磁场方向将一致，A 线圈对 P 点的磁感应强度 B_A 等于

$$B_A = \frac{\mu_0 I R^2 N}{2[R^2 + (\frac{R}{2} - x)^2]^{3/2}} \tag{19-2}$$

B 线圈对 P 点的磁感应强度 B_B 等于

$$B_B = \frac{\mu_0 I R^2 N}{2[R^2 + (\frac{R}{2} + x)^2]^{3/2}} \tag{19-3}$$

在 P 点处产生的合场强 B 等于

$$B = \frac{\mu_0 I R^2 N}{2[R^2 + (\frac{R}{2} + x)^2]^{3/2}} + \frac{\mu_0 I R^2 N}{2[R^2 + (\frac{R}{2} - x)^2]^{3/2}} \tag{19-4}$$

由式（19-4）可以看出，B 是 x 的函数，公共轴线中点 $x = 0$ 处 B 值为

$$B(0) = \frac{\mu_0 N I}{R} \left(\frac{8}{5^{3/2}} \right) \tag{19-5}$$

很容易算出在 $x=0$ 处和 $x=R/10$ 处两点的 B 值相对差异约为 0.012%，在理论上可以证明，当两线圈的距离等于半径时，在原点 O 附近的磁场非常均匀，故在实际工作中有较大的应用价值，也常用于弱磁场的计量标准。

3. 梯度磁场 在 MRI 中，梯度磁场用于空间定位。梯度磁场是由通电的梯度线圈建立的，通常的梯度线圈是由一对通电方向相反的线圈构成。当两线圈通过电流方向相反时，在 O_A 与 O_B 段建立与 x 线性相关的磁场称为梯度磁场，其磁感应强度曲线如图 19-4 所示。在实际应用中，可通过通电电流的大小及线圈的大小、间距及几何形状的调节获得梯度磁场。

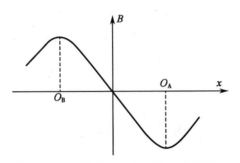

图 19-4　梯度磁场磁感应强度曲线

（二）仪器介绍

实验装置如图 19-5 所示，它由圆线圈和亥姆霍兹线圈实验平台（包括两个圆线圈、固定夹、不锈钢直尺等）、高灵敏度毫特斯拉计和数字式直流稳流电源等组成。

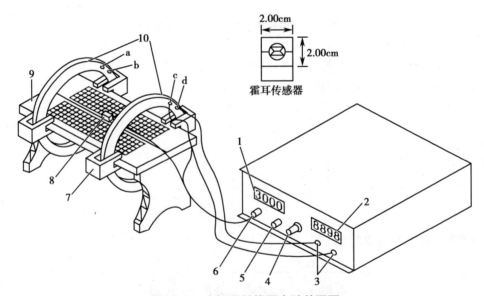

图 19-5　亥姆霍兹线圈实验装置图

1. 毫特斯拉计读数；2. 电流表读数；3. 直流电流源输出端；4. 电流调节旋钮；5. 调零旋钮；6. 传感器插头；7. 固定架；8. 霍尔传感器；9. 大理石台面；10. 线圈，a、b、c、d 为接线柱。

1．实验平台　两个圆线圈各 500 匝，圆线圈的平均半径 $R = 10.00\text{cm}$。实验平台的台面应在两个对称圆线圈轴线上，台面上有相间 1.00cm 的均匀刻线。

2．高灵敏度毫特斯拉计　它用两个参数相同的 95A 型集成霍尔传感器，配对组成探测器，经信号放大后，用三位半数字电压表测量探测器输出信号。该仪器量程 0～2.000mT，分辨率为 $1 \times 10^{-6}\text{T}$。

3．数字式直流稳流电源　由直流稳流电源、三位半数字式电流表组成。当两线圈串接时，电源输出电流为 50～200mA，连续可调；当两线圈并接时，电源输出电流为 50～400mA，连续可调。数字式电流表显示输出电流的数值。

四、内容与步骤

（一）载流圆线圈和亥姆霍兹线圈轴线上各点磁感应强度测量

1．按图 19-5 接线（直流稳流电源中数字电流表已串接在电源的一个输出端），测量电流 I 为 100mA 时，单线圈 A 轴线上各点的磁感应强度 $B(\text{A})$，每隔 1.00cm 测一个数据。实验中，应注意毫特斯拉计探头沿线圈轴线移动。每测量一个数据，必须先在直流电源输出电路断开时（$I = 0$）调零后，才能测量和记录数据。

2．将测得的圆线圈中心点的磁感应强度与理论公式 $B_0 = \dfrac{\mu_0 IN}{2R}$ 计算结果进行比较。

3．在轴线上某点转动毫特斯拉计探头，观察一下该点磁感应强度的方向：转动探测器观察毫特斯拉计的读数值，读数值最大时传感器法线方向即该点磁感应强度方向。

4．将线圈 A 与线圈 B 之间间距调节到与线圈半径相等，即 $d = R$。取电流值 $I = 100\text{mA}$，分别测量线圈 A 和线圈 B 单独通电时，轴线上各点的磁感应强度值 $B(\text{A})$ 和 $B(\text{B})$，然后测两线圈在通同样方向电流 $I = 100\text{mA}$ 时，在轴线上各点的磁感应强度值 $B(\text{A}+\text{B})$。在同一张作图纸上作 $B(\text{A})-x$，$B(\text{B})-x$，$B(\text{A}+\text{B})-x$，$B(\text{A})+B(\text{B})-x$ 曲线，验证磁场叠加原理，即载流亥姆霍兹线圈轴线上任一点磁感应强度 $B(\text{A}+\text{B})$ 是两个载流单线圈在该点上产生的磁感应强度之和 $B(\text{A})+B(\text{B})$。

5．改变两线圈间距，测量轴线上各点磁感应强度。分别把两线圈间距调整为 $d = R/2$，$d = 2R$ 时，作出两线圈轴线上磁感应强度 B 与位置 x 之间关系曲线，证明磁场叠加原理。

（二）梯度磁场的设计

使两线圈间距为 R，连线时使两线圈中的电流方向相反，测量在电流为 $I = 100\text{mA}$ 时，轴线上各点的磁感应强度值，作磁感应强度 B 与位置 x 之间的关系曲线。

五、注 意 事 项

1．开机后应至少预热 10min，才能进行实验。

2．每测量一点的磁感应强度值，换另一位置测量时，应断开线圈电路，在电流为零时调零，然后接通线圈电路，进行测量和读数。调零的作用是抵消地磁场的影响及对其他不稳定因素的补偿。

六、思 考 题

1. 霍尔传感器能否测量交流磁场？

2. 为什么每测一点，毫特斯拉计必须事先调零？

3. 用霍尔传感器测量磁场时，如何确定磁感应强度方向？

（刘东华）

实验二十　磁共振二维成像

一、实　验　目　标

（一）知识目标

1. 采用定标样品（三注油孔）认识磁共振一维成像（空间频率编码）；观察梯度场各参数对一维成像的影响。

2. 了解瞬间梯度场，认识二维空间相位编码；观察瞬间梯度场的梯度大小和瞬间梯度保持时间对二维成像的影响。

（二）素质目标

1. 培养实事求是的科学作风。

2. 培养解决复杂问题的综合能力和高级思维。

二、实　验　器　材

小型磁共振成像教学仪器、实验样品、计算机、教学仪器配套软件系统。

三、原理及仪器介绍

（一）原理

磁共振成像是利用磁共振的共振频率严格正比于磁场这一基本规律，通过施加梯度磁场进行相位编码和频率编码以达到不同空间位置对应不同共振频率，并在共振中采集重建数据，再经傅里叶变换处理，从本质上讲，得出成像参数值的分布，从而完成磁共振图像重建。

磁共振成像利用的是样品原子核在主磁场、梯度磁场及射频电磁波的激励下产生的MR 信号强度及 MR 信号频率和位相随空间位置不同而不同来完成的。

（二）仪器介绍

以 GY-CTNMR-10 型为例，小型磁共振成像教学仪器由恒温磁体、主机、电源、计算机及处理显示软件组成。恒温磁体由恒温器、磁体、梯度线圈、射频探头线圈组成。主机由数字直接合成器（DDS）、射频功率放大器、正交检波接收机和控制主机（包括 A/D 转换、D/A梯度控制器、脉冲控制器）及通信接口组成。电源由梯度放大器、直流电源组成。

软件介绍参见实验十八。

四、内容与步骤

1. **正确连线**　根据仪器组成介绍正确连线，包括正面、背面。

2. 连接完毕后可以将样品放入探头中，如图 20-1 所示。

3．共振频率设置

（1）点击"参数设置"：将"X""Y"梯度场调节至零。

（2）点击"自动采集"：出现采集的信号图及傅里叶变换的频谱图，同时出现闪动的"采集"字样。如果不出现采集图说明串行通信接口设置错误，应调整串行通信接口。调节"共振频率设定"，由本机给定的共振频率起调，通过中调、细调按钮的调试使尾波最长、衰减最慢、最均匀、幅度最大。频率调节范围大致在 18.00～20.00MHz。

4．调节匀场　分别调节电源上匀场调节电位器，同时调节软件中的"XY 匀场梯度设定"，至傅里叶频谱图中峰最尖锐最高信号最长。直至波形光滑为止。如图 20-2 所示。

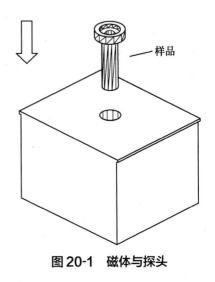

图 20-1　磁体与探头

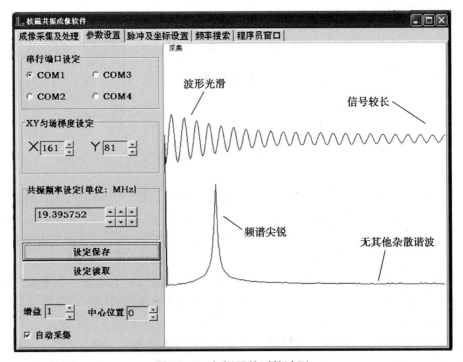

图 20-2　匀场最佳时的波形

5．设置 z 梯度场（频率编码，沿磁场方向）、x 梯度场（相位编码，沿水平方向与磁场垂直）及一维成像　调整 z 电流为 -44mA 左右，加入频率编码梯度场，关于相位编码梯度场本机是通过改变"X"梯度施加时间 τ 来控制的，选择 $\tau=7$ms 左右。使傅里叶变换峰变宽变低，同时出现 z 轴线上投影的一维成像信号。调节 z 梯度和工作频率，使得信号频谱占半个屏幕同时在中间，如图 20-3 所示。

6．设置 SE 脉冲序列　成像脉冲序列为 SE 序列，设置界面如图 20-4 所示。首先调节第一脉冲和第二脉冲至自旋回波信号最大。因为是密度图调节脉冲间隔至 $T_E = 20\text{ms}$ 左右，$T_R = 1.0\text{s}$，瞬间梯度时间 7ms。

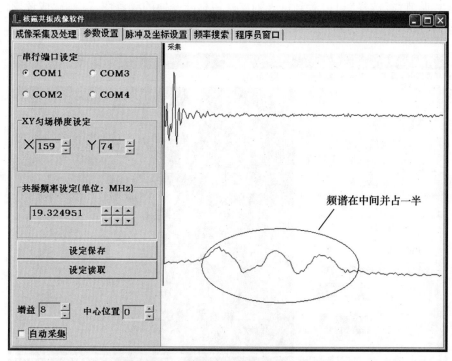

图 20-3　z 梯度空间频率编码一维成像

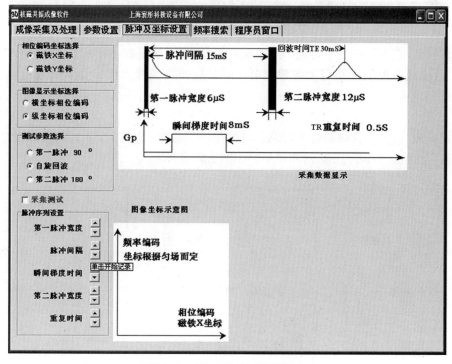

图 20-4　SE 脉冲序列设置界面

7．二维磁共振成像记录及处理　点击"成像采集及处理"出现图界面（图 20-5），点击"记录"等待 2min，记录结束计算机会提示结束，并且"采集"不再闪动。点击"二次傅里叶变换"这时调节"行选择"可以看到每一列二次傅里叶变换的频谱图。点击"成像彩色显示"即可得到所需的黑白或伪彩色图像。

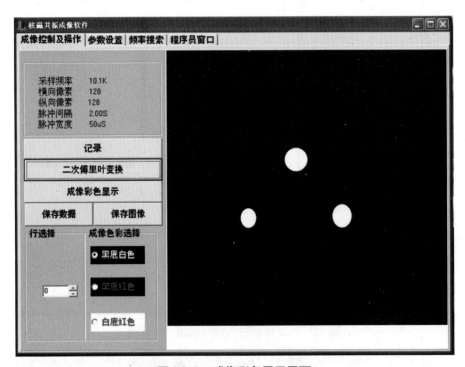

图 20-5　成像彩色显示界面

旋转样品，在不同角度下对比一维成像和二维成像，如图 20-6 所示。

8．改变成像纵横比及有关参数调节　样品更改为圆柱水模。调节 Z 电流电位器改变频率编码电流，选择 3 个不同电流值成 3 次不同像（如 −16mA、−44mA、−60mA）对比图形。

固定电流，改变相位编码时间（即瞬间梯度时间）成像，选择 3 个不同瞬间梯度时间成 3 次不同像（如 3ms、7ms、12ms）对比图形。如图 20-7 所示。

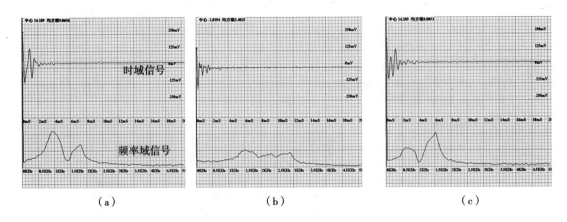

（a）　　　　　　　　　　（b）　　　　　　　　　　（c）

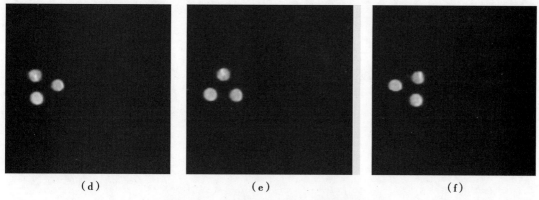

图20-6 不同角度一维、二维图像对比

（a）样品右转120°时的一维共振信号；（b）样品正放时的一维共振信号；（c）样品左转120°时的一维共振信号；（d）样品右转120°时的二维共振信号；（e）样品正放时的二维共振信号；（f）样品左转120°时的二维共振信号。

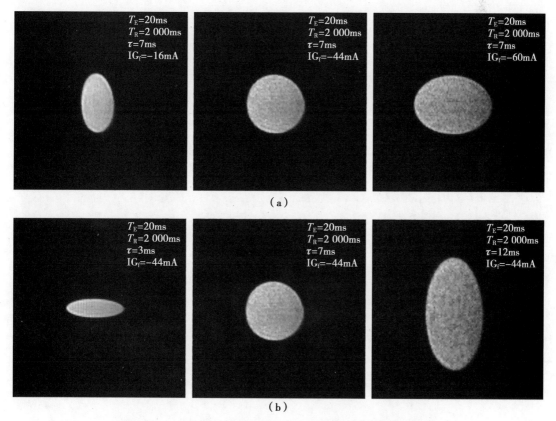

图20-7 频率编码梯度电流和相位编码时间对图像的影响

（a）频率编码梯度电流对图像的影响；（b）相位编码时间对图像的影响。

    不同频率编码电流和不同相位编码时间对图像是如何影响的？如何正确完成脉冲序列设置？总结上述问题，培养学生精益求精的科学素养和实事求是的科学作风，以及分析、比对、判断的思维方法和能力。

五、思 考 题

1. 简述梯度场各参数对一维成像的影响。
2. 简述瞬间梯度场的梯度大小和瞬间梯度保持时间对二维成像的影响。

（刘迎九）

实验二十一　磁共振三维成像

一、实 验 目 标

（一）知识目标

1. 了解相位编码在多维磁共振中的使用。
2. 通过对自制样品成像的操作与观察，掌握成像方法，了解三维成像的优势。
3. 了解立体影像数据的形成和观察方式。

（二）素质目标

1. 培养多方面、多角度认识问题的能力。
2. 培养捕捉有价值的信息的能力。

二、实 验 器 材

HT-3DNMR-25 核磁共振成像教学仪、三维核磁共振正交采集及反演软件、三维核磁共振立体显示软件。

三、原理及仪器介绍

（一）原理

二维多层层选在各成像层之间或多或少会存在干涉，要减少干涉需要增大间隙，这样会遗漏信息；二维层选过厚时分辨率会下降；层选过薄又使信噪比下降，三维成像很好地避免了这些问题。三维 SE 序列时序如图 21-1 所示，三维傅里叶变换（3DFT）成像脉冲序列激励的不是一个层面而是一个大范围的容积，激励后加双相位编码梯度。它可以直接、实时产生感兴趣区立体空间的像。因为与人眼的观察一致，而且在空间的 3 个正交方向均可达到很高的分辨率，所以与断面图像一起为重要器官（如心、脑）的外科手术提供了重要参考，大大提高了外科手术的水平，也是药物研究和动物实验领域的重要方法。永磁型磁场方向和样品轴向垂直与超导型不同（坐标如图 21-2 所示），第一个相位编码梯度 G_y 把容积内的层面沿 y 方向分割为 N_y 个薄层，这个梯度又称为层面编码梯度，层面数取决于 y 方向相位编码的次数。第二个相位编码梯度 G_x 施加于平面 x-y 沿 x 方向，它是二维成像中的相位编码梯度，再加上施加于 z 方向的频率编码梯度，构成三维信号。

在三维数据采集中，对应于 y 方向的每一次相位编码，x 方向的相位编码都要进行 N_x 次，而 z 方向仍在信号读出时施加梯度磁场进行频率编码，于是 3DFT 成像的扫描时间为

$$t = T_R \times N_x \times N_y \tag{21-1}$$

其中 T_R 为序列重复时间，N_x 为 x 方向相位编码次数，N_y 为 y 方向相位编码次数。虽然三维

成像避免了层面间的干涉,使选层更薄且增大了信噪比,但所有数据取样都是相关的,每一个数据都会影响整个成像,所以更容易形成运动伪像,样品必须固定不变,对磁场的稳定性要求更高。

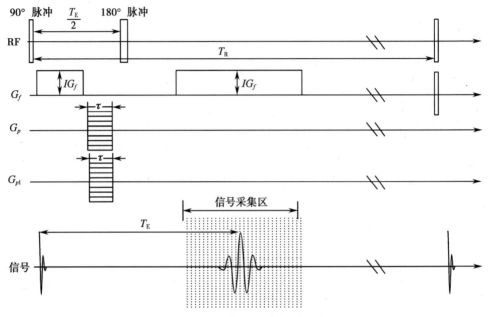

图21-1 三维 SE 序列时序图

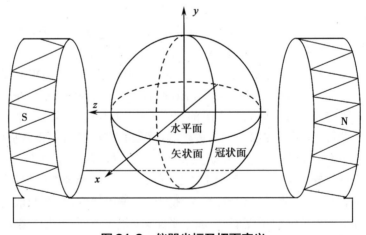

图21-2 仪器坐标及切面定义

(二)仪器介绍

采用 HT-3DNMR-25 三维核磁共振教学仪,由恒温磁铁、电源、主机、计算机和操作软件组成,原理如图 21-3 所示,仪器坐标及切面定义如图 21-2 所示。操作软件界面如图 21-4 所示,脉冲序列设置见图 21-5 所示。

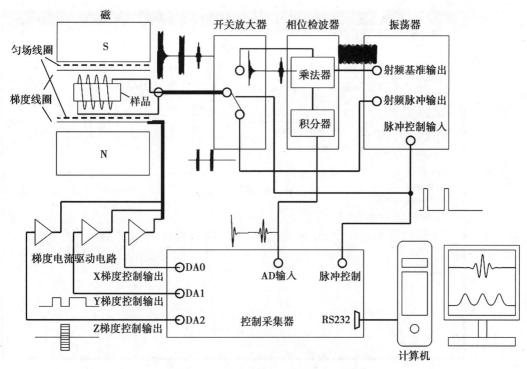

图 21-3 核磁共振成像仪原理框图

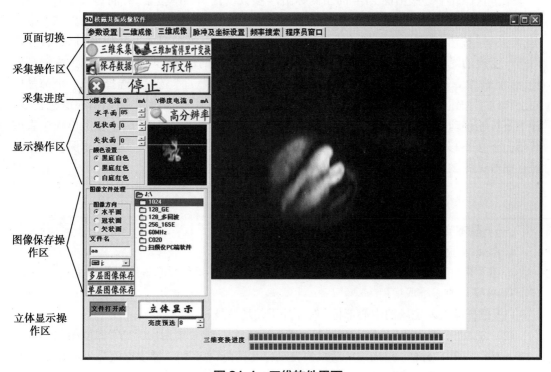

图 21-4 三维软件界面

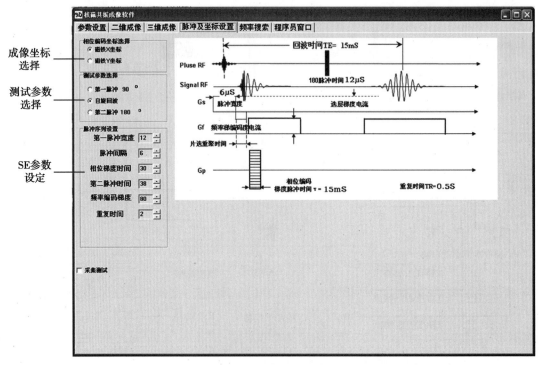

成像坐标选择

测试参数选择

SE参数设定

图21-5 脉冲序列设置

操作软件几个分区由图21-4的左侧标出,"参数设置""频率搜索"界面与二维成像界面差别不大,与二维成像相比,"脉冲序列设置"增加了"频率编码梯度"调制,见图21-5。点击"三维采集"按钮(图21-4)后开始成像信号采集。点击"三维加窗傅里叶变换"后进行加窗傅里叶变换的图像重建,其中加窗是指将噪声大、信号小的部分滤除,这样可以大大提高信噪比,但略微降低一定的分辨率。"水平面""冠状面""矢状面"显示层选择,每一个都是由向上和向下按钮组成,用于选择所要显示的切面。点击"水平面"时小图上出现绿色直线,随上下按钮移动,大图显示绿线所指示处的横向层面。点击"矢状面"时小图上出现竖直虚线随上下按钮移动,大图显示虚线所指示处的纵向层面。图像保存、图像立体保存及数据保存操作见图21-4左侧标识。

四、内容与步骤

(一)基本实验部分

1. 按照实验十八所述调整好共振频率、SE脉冲序列。

2. 在"脉冲序列设置"界面(图21-5)确定相位编码时间和频率编码梯度电流。

3. 核桃仁的三维成像

(1)把样品放入磁场的中心部位,保证处于匀场位置。

(2)进入"三维成像"界面,如图21-4所示,点击三维采集后"X""Y"梯度相位编码由−128mA扫描至126mA,扫描结束后采集自动停止闪烁,"X""Y"梯度电流显示126mA。点击"三维加窗傅里叶变换",得到三维立体数据(需20多分钟),并进行保存。

（3）点击水平面、冠状面或矢状面的层数选择按钮，大图显示该方向该层数的二维图，小图显示该层的具体位置。如果要得到各图层，可以选择盘符、文件夹、文件名进行多层图像保存。在文件夹下用缩略图即可观察多层图片，如图 21-6（核桃三维多层图像）所示。

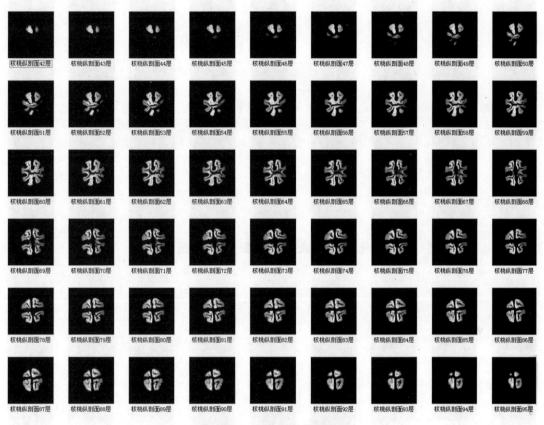

图 21-6 核桃三维多层图像

（4）进入"三维软件界面"（图 21-4），点击"立体显示""旋转"按钮，观察不同角度的立体视图。或在"三维软件界面"选择不同角度观察，见文末彩图 21-7。

4. 小动物三维磁共振成像观察 将麻醉的小动物放入仪器中，可以是小青蛙、鳝鱼头部或 4 周龄小鼠。下面以 4 周龄小鼠头部和胸部为例。将 4 周龄小鼠放入仪器中（注意用塑料袋包好，以防组织液或血液流出后腐烂发臭）。按上述操作得到三维磁共振数据，从不同方向多层保存，鼠三维磁共振多层冠状图，参考图 21-8；鼠三维磁共振多层矢状图，参考图 21-9；也可采用三维立体显示，见文末彩图 21-10 鼠三维立体图。

（二）选做实验

学生自己设计并编写一个三维磁共振成像的应用软件（所用工具软件自选）。

（体现挑战度的部分，将计算机知识与磁共振物理问题有机结合起来，有助于学生自学能力的培养。）

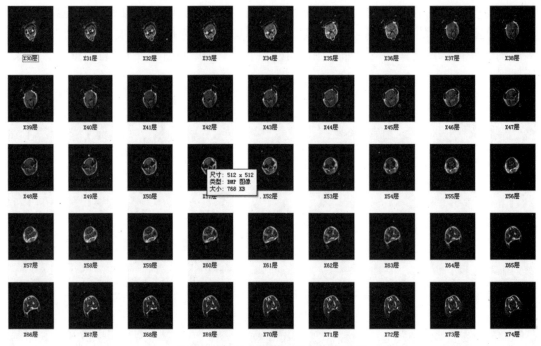

图 21-8　鼠三维磁共振多层冠状图

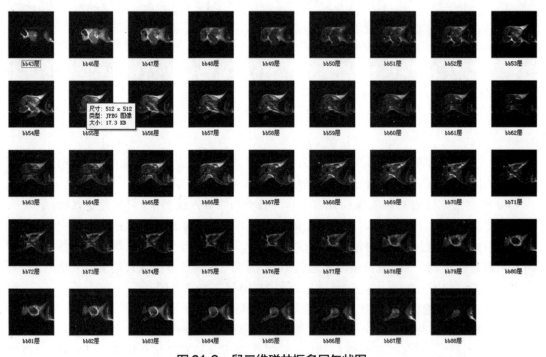

图 21-9　鼠三维磁共振多层矢状图

五、注 意 事 项

1. 必须保证样品固定不动,老鼠必须深度麻醉或死亡,以免产生运动伪影。
2. 在磁体热稳定后方可采集。

六、思 考 题

1. 试分析三维成像与二维成像的区别和联系。目前三维磁共振成像未广泛应用于临床面临的主要难题是什么?
2. 通过选做部分学习,对三维磁共振成像有哪些更深的理解?

（赵　强）

实验二十二 磁共振四维成像

一、实 验 目 标

（一）知识目标

1. 了解磁共振四维成像（MRSI）的基本原理、发展方向和应用。
2. 了解 MRSI 脉冲序列，熟悉 MRSI 的各种显示模式，能正确读图。
3. 利用小型核磁共振谱成像教学仪实现磁共振四维成像。

（二）素质目标

1. 培养强烈的创新意识和创造能力。
2. 培养良好的实践能力。

二、实 验 器 材

HT-MRSI-10 磁共振谱成像教学仪、磁共振谱成像采集处理软件、两种谱成像标准试管样品。样品一：油和水，油内封装气泡；样品二：对二甲苯。

三、原理及软件介绍

MRSI 是把磁共振成像提供的组织结构信息与样品中自旋核的物理化学环境及分子结构信息有机地结合起来，能在分子水平反映生物体内或人体内病变的信息，是生物医学研究进入分子水平的重要标志。MRSI 可以大大提高磁共振的诊断特异性，增强对危险性疾病（阿尔茨海默病、癫痫、脑瘤、前列腺癌等）的超早期诊断和疗效的监控能力。

MRSI 技术由 Brown 和 Maudsley 等于 20 世纪 80 年代初提出，着眼于特定核素化学位移谱线信息图像的获得，反映代谢物在层内的分布。由于在信号采集和傅里叶变换重建中，同时获得磁共振信号的空间分布（三维）和化学位移（第四维）分布信息，所以又称为四维成像。MRSI 的基本原理与 MRI 相同，都是由磁场强度提供的频率信息。其不同之处在于MRI 是尽量除去化学位移的作用，突出组织间 T_1、T_2 的差异，而 MRSI 是要尽量突出化学位移的作用。在主磁场均匀和稳定的情况下，MRSI 频率偏移只与感兴趣区的局部环境有关，这就使得选择某一种分子的特定化学位移值，显示这个值的空间分布成为可能，所以又称为化学位移成像（CSI）或分子影像。前提是仪器的主磁场必须有更高的均匀度和稳定性，要求全空间 $<2 \times 10^{-6}$，局部 $<0.05 \times 10^{-6}$，控制电路的分辨率和精度也有很高的要求。其图像的最大特点是化学位移信息可以与空间位置信息分开，数据以图像和波谱的形式在一幅图像中表现出来，其中波谱显示了组织的代谢和生物化学的改变，见图 22-1。其中图 22-1（a）是 MRI 图，图 22-1（b）是 MRI 图中感兴趣区周边的化学位移谱，图 22-1（c）是 MRI 图中正常区的化学位移谱，图 22-1（d）是 MRI 图中肿瘤区的化学位移谱，NAA 为 N- 乙酰天冬氨

酸、Cr 为肌酸、Cho 为胆碱复合物，图中肿瘤区的 Cr 明显下降、NAA 几乎消失，这是 MRSI 研究肿瘤代谢的方法。

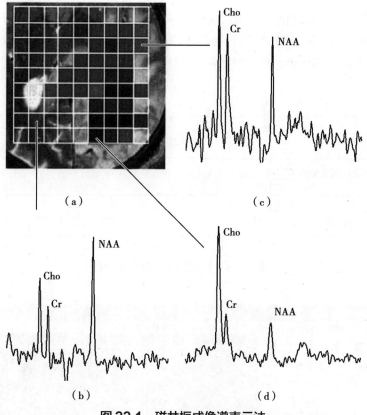

图 22-1　磁共振成像谱表示法

基本的脉冲序列 SE 序列如图 22-2 所示，一次激励采集一组 SE 信号：频率编码采集化学位移信息谱，相位编码 x 方向重复 N_x 步，y 方向重复 N_y 步，z 方向重复 N_z 步，经四维傅里叶变换得到四维 MRSI。可见 MRSI 采集时间极长，提高扫描速度成为 MRSI 的主要热点。目前快速 MRSI 中较为成熟的有回波平面成像 EPSI 序列，见图 22-3。它是在一次激励后采用一组梯度回波的方法，各回波与激励脉冲间有不同的延时，导致每个回波是一组不同

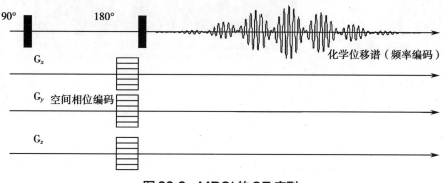

图 22-2　MRSI 的 SE 序列

相位的频谱，代替 N_z 次 z 方向的相位编码，在多个梯度回波中完成化学位移扫描，节省了时间。采集后采用四维傅里叶变换得到四维图像。图 22-4 是化学位移成像操作软件界面，实验中试管内采用的是油和水。其中"四维傅里叶变换"按钮是在采集结束后对采集的 MRSI 数据进行反演运算的，其他因与三维成像界面重复或是常规操作按钮，因篇幅关系不再介绍。"层选择"或"剖面选择"按钮是选择具体的横断面或剖面。"谱选择"按钮表示选择某一化学位移值时显示对应分子的空间分布。"谱图显示区"显示选择点的化学位移谱。

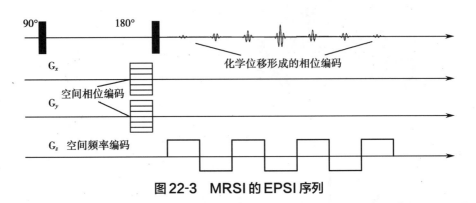

图 22-3　MRSI 的 EPSI 序列

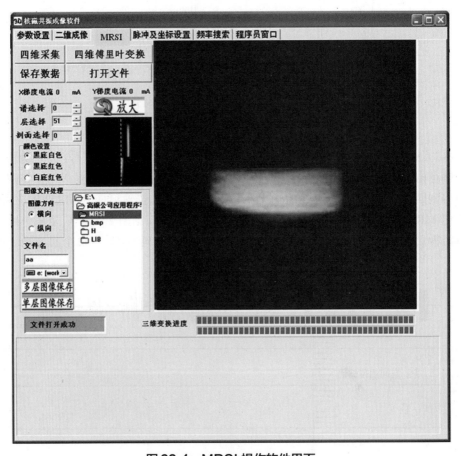

图 22-4　MRSI 操作软件界面

　　由于四维采集时间过长，常用三维采集代替，详细操作见仪器使用说明书。如果只观察化学位移，可以选择二维采集，一维空间相位编码与一维化学位移频率编码，是本实验必做的。图 22-5 是磁共振化学位移谱成像界面，由于较难成像，可作为选做实验。实验中用对二甲苯两种溶剂混合液测试，点击"层选择"选取横断面 0～128 层中的一层，比如第 51 层，小图绿色虚线表示所选位置，点击"四维采集"和"四维傅里叶变换"得到大图，然后在大图上通过鼠标选择一个空间点，按下鼠标左键出现十字形符号和红点，在谱图显示区显示该点的化学位移谱。

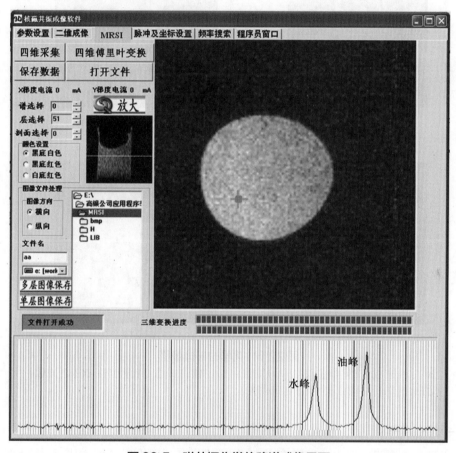

图 22-5　磁共振化学位移谱成像界面

四、内容与步骤

（一）基本实验部分

1. 按照实验十八和实验二十一所述调整好共振频率、SE 脉冲序列。

2. 样品一的化学位移二维谱和形态成像

（1）二维谱成像：将油和水样品管置入仪器内，在"MRSI"界面下，点击"二维成像"按钮，出现二维成像界面，不加任何梯度场，选择"Y"坐标相位编码，得到二维谱成像，如图 22-6（a）所示。选择"X"坐标相位编码，得到二维化学位移谱像，如图 22-6（b）所示。

（2）化学位移形态成像：回到"MRSI"界面，点击"四维采集"按钮。采集完毕后点击"四维傅里叶变换"进行反演，反演结束后进入显示操作区，选择"剖面选择"后点击"谱选择"，界面上小图中虚线移动，如移动到水峰的位置就是选择了化学位移的水峰成像，如移动到油峰的位置就是选择了油峰成像，如图22-6（c）和图22-66（d）所示。

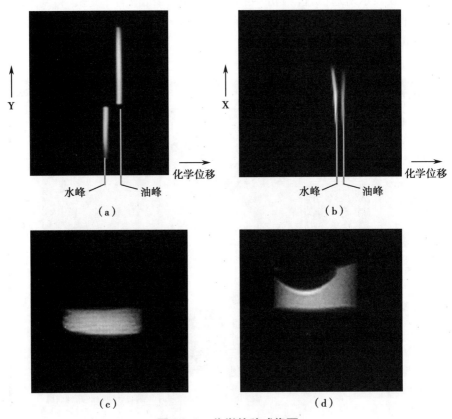

图22-6　化学位移成像图
（a）二维谱成像（化学位移-Y轴）成像；（b）二维谱成像（化学位移-X轴）成像；
（c）水谱空间成像；（d）油谱空间成像。

（二）选做实验

把样品管二置于仪器内，点击"四维采集"按钮（必须四维），采集完毕后点击"四维傅里叶变换"进行傅里叶反演图像重建。点击"层选择"确定显示的是横断面，点击"谱选择"移动小图上绿色虚线位置确定所选层面，在大成像图上通过鼠标选择具体的空间点并按下鼠标左键，在下面的"谱图显示区"中即显示该点的化学位移谱。可以观察到油、水双峰，如图22-5所示。

将本实验中的水换为其他类似的液体物质，研究化学位移成像的区别（通过新颖的教学活动，唤起学生的创新意识，有助于培养学生的创新精神，提高学生的创新能力）。

五、注 意 事 项

不要将磁性物质落入样品和磁体中，以免干扰测量或造成仪器故障。

六、思考题

1. 磁体局部均匀性和全空间均匀性哪个对图像的影响大？
2. 不均匀性和样品的抗磁顺磁会带来哪些影响？
3. 如何解决磁化率突变对 MRSI 的影响？

（赵　强）

实验二十三　磁共振化学位移伪影

一、实 验 目 标

（一）知识目标

1. 进一步熟悉用共振成像教学仪成像的方法与步骤。
2. 了解化学位移伪像产生的机理。
3. 制作样品并观察化学位移伪影。

（二）素质目标

1. 养成良好的自我学习和信息获取能力。
2. 培养追求真理、勇于探究的科学精神。

二、实 验 器 材

四维核磁共振谱成像教学仪（或核磁共振成像教学仪、三维核磁共振成像教学仪）、样品（由香油和水组成）。

三、原理及仪器介绍

（一）原理

处于不同化学环境中的相同原子核，在外磁场作用下，具有不同的共振频率而形成频率差；当磁场强度一定时，该频率差取决于分子的化学结构，这一现象被称为化学位移。在磁共振成像检测中，由于化学位移效应的存在会引起化学位移伪影，从而对磁共振成像产生不良影响。人体的 MRI 信号主要来自水和脂肪，所以这两种物质的化学位移是研究的重点。化学位移伪影可分为两类：第一类主要发生在高场强的图像中，是由于频率编码方向的空间错位使脂肪和组织交界处出现的一个条形亮带或条形暗带，也可两者兼而有之；第二类仅在梯度回波序列情况可见，但在任何场强的 MRI 系统中均可显示。本实验观察的是第一类化学位移伪影。

由于人体内水中的氢质子与氧相连，脂肪中的氢质子与碳相连，因此水与脂肪中的氢质子共振频率不同，可形成 3.5×10^{-6} 的化学位移。当磁场强度达到 1.5T 时，这一化学位移大约相当于 224Hz，也就是说，脂肪质子的共振频率比水质子低 224Hz，通常情况下相当于两个像素间频率的差异。在 0.5T 时仅相差 73Hz，化学位移随主磁场的增加而增加。因此，位于脂肪和水中的氢质子被激发后将发出不同频率的射频信号。而体素的空间位置编码是按共振频率进行的，因此化学位移使得处于同一体素中的脂肪质子和水质子在断层图像上位置错位，即在图像中表现为脂肪信号出现在频率编码方向的低频一侧，使两种本来处于同一体素的组织显示在不同像素中，使得化学位移伪影显现在与频率编码方向垂直的水脂界面上。

图 23-1 表达了发生在频率编码方向上的化学位移伪影的过程和结果。图中样品水、油成分各占一半，主磁场强度为 1.5T。MRI 中一般以水质子的进动频率为中心频率，因此水的位置投影不改变。图 23-1（a）（b）分界面与频率编码方向垂直，图 23-1（a）中油发出的射频信号在读出方向上被定位在低于水信号 224Hz 的位置上（左移），图像重建后，中间出现二者信号相加的高信号亮带；而图 23-1（b）则出现中间空白信号的暗带；图 23-1（c）中分界面与频率编码方向平行，表现出图像上明显的错位。

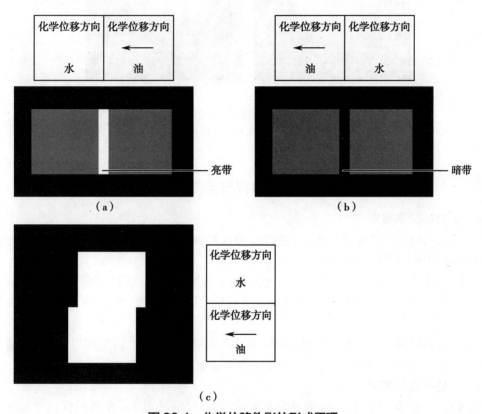

图 23-1　化学位移伪影的形成原理

减小化学位移伪影的方法有：增加体素尺寸（降低了空间分辨率）；降低主磁场强度（需综合考虑）；使用脂肪抑制技术去除脂肪信号（可行）；交换相位编码与频率编码的方向（可减轻伪像）或加大梯度磁场等。但加大梯度场后若选择同样的层厚，就要加宽检测频率使噪声增加。图 23-2 显示了鸡蛋的化学位移伪影，图 23-2（a）为大梯度鸡蛋磁共振图，图中化学位移伪影不明显，但噪声较大；图 23-2（b）为小梯度鸡蛋磁共振图，图中蛋黄与蛋白和胚胎的化学位移不同，亮带和暗带伪影非常明显，可以清晰表现实际读片的化学位移伪影现象，但噪声极小。

（二）仪器介绍

参见实验二十、实验二十一、实验二十二。

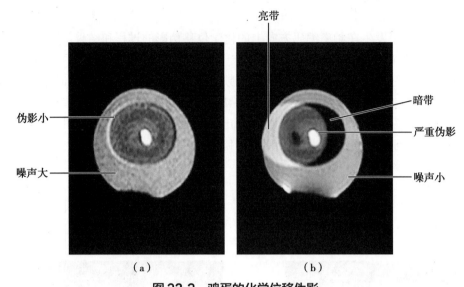

图 23-2　鸡蛋的化学位移伪影
（a）大梯度场成像效果；（b）小梯度场成像效果。

四、内容与步骤

（一）共振频率搜索

1. 按照实验二十的要求正确连接线路，使仪器预热到工作温度。将样品放入探头中，电源的各项匀场及梯度场调"0"。

2. 运行软件"参数设置"，将"X""Y"梯度场调节至"0"，如实验二十中的图 20-2 所示。

3. 打开"自动采集"，"增益"调节到"4"，在实验中随着信号的增大，逐渐减小"增益"值，直到"1"为止。

4. 由仪器给出的共振频率数值起调，主要点击振荡频率"中调"，辅以"细调"，直到共振信号最大（共振频率通常在 18～20MHz），如实验十八中的图 18-2 所示。

（二）磁场均匀调节

搜索性改变"X""Y"梯度线圈的电流和 R_2 匀场线圈的电流，直到 FID 信号衰减时间最长，且傅里叶变换后的频谱峰最高、最尖，即得到均匀的磁场，如实验十八中的图 18-2 所示。

（三）确定 SE 脉冲序列

1. 点击"脉冲及坐标设置"调节第一脉冲到 90°，幅度最大，如图 23-3 所示；调节第二脉冲到 180°，幅度到最小，如图 23-4 所示。

2. 观察自旋回波　微调第二脉冲使回波幅度达最大，为加速衰减而便于观察，z 方向施加几十毫安梯度电流，出现回波如图 23-5 所示。

（四）施加频率编码、相位编码梯度场

施加频率编码、相位编码梯度场步骤参见实验二十步骤 5。为获得 z 轴上投影的一维成像信号，可通过仔细调节 z 梯度和工作频率，使得信号频谱占半个屏幕，并同时在屏幕中间显示，如图 23-6 所示。

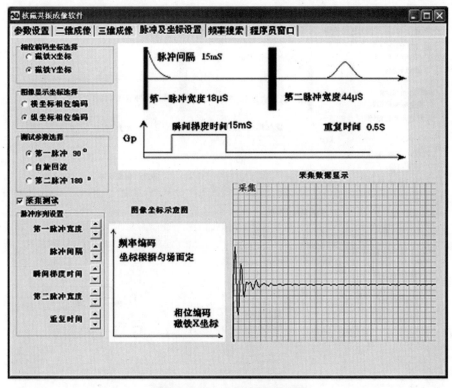

图 23-3 第一脉冲宽度调整

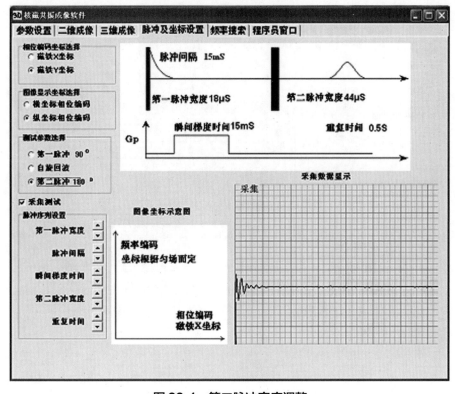

图 23-4 第二脉冲宽度调整

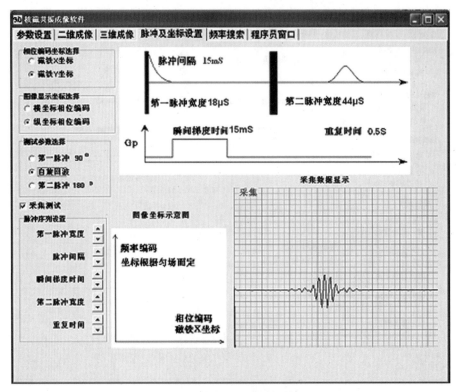

图 23-5　观察自旋回波

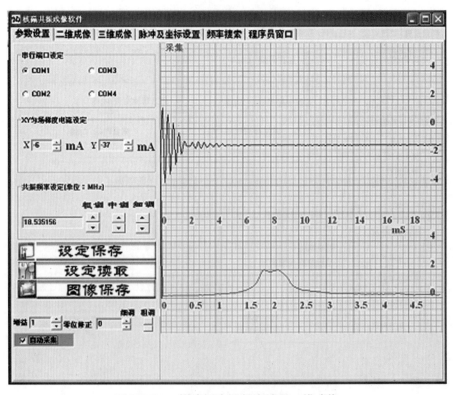

图 23-6　z 梯度场空间频率编码一维成像

（五）二维磁共振成像记录及处理

方法与实验二十步骤 7 相同，点击软件中"二维成像"，在界面里点击"记录"，当计算机提示"采集结束"时，表示记录结束。点击"二维傅里叶变换及普通模式显示"，即可得到成像图。通过调节"行选择"可以看到每一列二次傅里叶变换的谱图。成像记录界面如图 23-7 所示。

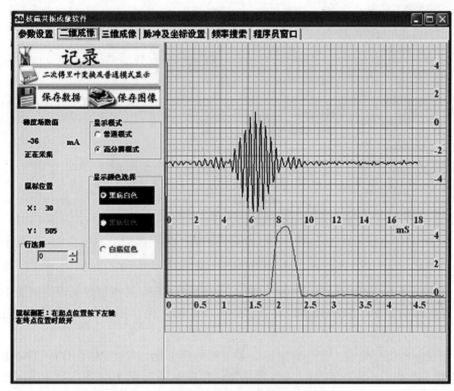

图 23-7　成像记录界面

（六）观察化学位移图像

磁场坐标如实验二十一中的图 21-2 所示。

1. 点击"脉冲及坐标设置"，调节脉冲序列调整中的"瞬间梯度时间"到 7ms，"脉冲间隔"到 10ms，"重复时间"到 2s；相位编码坐标选择"磁铁 X 坐标"，y 方向加频率编码梯度场，具体做法是加正的（调偏）"Y"坐标匀场电流，图像显示坐标选择"横坐标相位编码"，如图 23-8 所示。

回到"参数设置"界面，检查波形，如果发现图形位置发生变化，可通过频率调节，使波形达到理想位置。

打开成像采集界面，点击"记录"按钮，当计算机提示"采集结束"时，表示记录结束。按下"二维傅里叶变换"，采集得到亮带化学位移伪影图像如图 23-9（b）所示。保存图像到桌面，并将其插入到 word 文档。

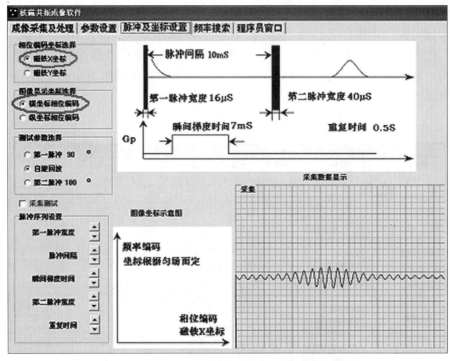

图23-8　观察化学位移图像

2. 负方向调偏"Y"坐标匀场电流（加频率编码梯度场），其他参数及设置同第1步，采集成像得到暗带化学位移伪影图像如图23-9（a）所示。保存图像到桌面，并将其插入到word文档。

3. 相位编码坐标选择"磁铁Y坐标"，频率编码坐标选 z 方向（对于 GY-CTNMR-10 型仪器，当相位编码选"磁铁Y坐标"时，仪器默认频率编码为方向）。图像显示坐标选择"纵坐标相位编码"，如图 23-10 所示，其他参数及设置同第1步，即可得到错位化学位移伪影，如图 23-9（c）所示。

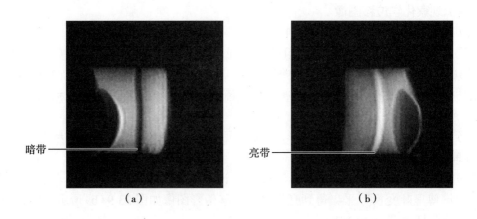

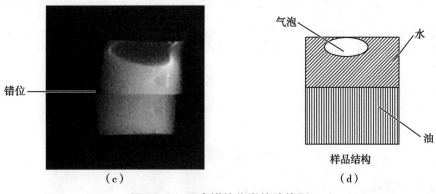

图 23-9　观察错位化学位移伪影

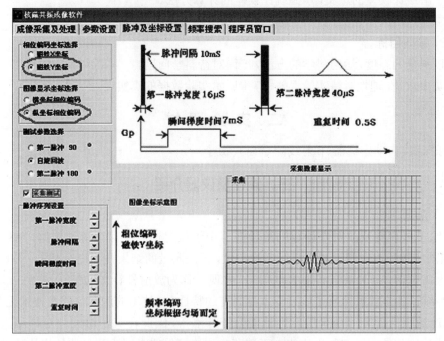

图 23-10　化学位移伪影图像

五、注 意 事 项

1. 仪器预热温度要达到规定值,否则实验结果不稳定。
2. 样品所用的水为纯净水,香油必须为纯香油,不能使用调和油。

六、思 考 题

1. 磁场强度对化学位移伪影的产生有何影响?
2. 接收器带宽对图像信噪比和化学位移伪影有何影响?
3. 化学位移除了会产生磁共振伪影外,还有什么作用?

（徐春环）

实验二十四　原子核衰变的统计规律

一、实 验 目 标

（一）知识目标

1. 了解并验证原子核衰变及放射性计数的统计性。

2. 了解统计误差的意义，掌握统计误差的计算方法。

3. 掌握通用闪烁探头、自动定标器的工作原理及使用方法。

（二）素质目标

1. 以科学的态度，运用科学的方法，严谨对待科学问题。

2. 实事求是，理性对待实验误差，尊重原始实验数据的真实性。

二、实 验 器 材

闪烁探头、自动定标器、β射线源（^{90}Sr）、镊子。

三、原理及仪器介绍

（一）原理

1. 原子核衰变及放射性计数的统计性　由于放射性衰变存在统计涨落，放射性测量时，在相同的时间内对同一对象进行多次测量，每次测量的结果并不完全相同，而是围绕其平均值上下涨落，有时甚至有很大差别，这种现象称为放射性计数的统计涨落。放射性计数的这种统计性是放射性原子核衰变本身固有的特性，与使用的测量仪器及技术无关。

2. 计数统计误差　由于放射性计数的统计涨落，因此在某个时间内对样品进行测量得到的计数值总是围绕着其平均值上下涨落。一次测量或有限次测量值的平均值都不是真值，它们只能在某种程度上作为真值的近似值。这种由放射性核衰变和射线与物质相互作用的统计性引起的误差，称为统计误差。它与一般物理量测量中的偶然误差是不同的，后者是由于测量时受到各种偶然因素影响所造成的，但被测值本身客观上还是有个不变的确定值，而核探测中的统计误差是由核衰变的随机性使被测值本身有涨落造成的。

若 k 次测量的时间相同（均为 t），时间 t 内的计数值为 N，则计数率 $n(n=\dfrac{N}{t})$ 的标准差 σ_n、变异系数 CV_n 分别为：

$$\sigma_n = \sqrt{\frac{\overline{N}}{kt}} = \sqrt{\frac{\overline{n}}{k}} \tag{24-1}$$

$$CV_n = \frac{1}{\sqrt{kn}} \tag{24-2}$$

k 次测量计数率表示为：

$$\bar{n} \pm \sigma_n = \bar{n} \pm \sqrt{\frac{\bar{n}}{k}} = \bar{n}(1 \pm CV_n) \tag{24-3}$$

σ_n 和 CV_n 反映了计数率测量值的离散程度，其物理含义是重复计数率测量值的结果出现在 $(\bar{n} + \sigma)$ 到 $(\bar{n} - \sigma)$ 之间的概率为 68.3%。

3．坪特性曲线与工作电压　利用闪烁计数器记录强度不变的放射源时，计数器的计数率与工作电压间的关系曲线如图 24-1 所示。当电压较低时计数器不计数，当电压超过 A 时才开始计数，这时的电压称为起始电压。随着电压的增加，计数率也增加，从 B 至 C 这一段的计数率基本保持恒定，此平坦部分（BC 间）称为坪区。当电压再增高，计数率迅速上升，该曲线称为"坪特性曲线"。坪特性曲线反映了计数器的性能，故使用前必须测量，以确定合适的工作电压（即选择计数率随电压漂移变化较小的工作点）。闪烁计数器的工作电压应选在坪区中间偏左的部分（600～800V），各台仪器工作电压略有不同。

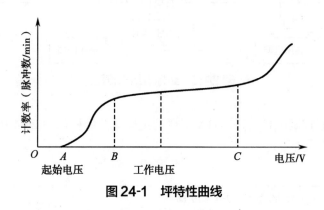

图 24-1　坪特性曲线

4．本底对测量结果的影响　在测量中即使不放放射源，计数器也会有一定计数，这是由宇宙射线和周围环境的放射性元素引起的。这种计数称为本底，本底计数也服从统计规律，其涨落也造成测量中的统计误差。在测量中总是尽量减少本底，可以通过将探测器装置于屏蔽室中来实现。

本实验所用的 β 射线源为（$^{90}_{38}\mathrm{Sr} \rightarrow {}^{90}_{39}\mathrm{Y}$），$^{90}_{38}\mathrm{Sr}$ 的半衰期为 28.6a，它发射的 β 粒子能量为 0.546MeV。$^{90}_{38}\mathrm{Sr}$ 衰变后成为 $^{90}_{39}\mathrm{Y}$，$^{90}_{39}\mathrm{Y}$ 的半衰期为 64.1h，它放出的射线中有 β 粒子（0.097 7MeV、0.523MeV、2.28MeV）与 γ 光子（0.426MeV、1.76MeV、2.19MeV），$^{90}_{39}\mathrm{Y}$ 衰变后成为 $^{90}_{40}\mathrm{Zr}$（稳定）。

（二）仪器介绍

1．闪烁探头　FJ367 型通用闪烁探头的结构如图 24-2 所示。装在前端的是闪烁晶体，后面紧接光电倍增管。当射线射入闪烁体上，闪烁体发出荧光，经光电倍增管进行光电转换和倍增，至阳极 A 上输出一个负脉冲信号。此脉冲经过前置放大器放大，由定标器甄别、计数和显示。

2．定标器　定标器是一种记录脉冲数的核电子仪器。FH463A 型自动定标器可测量 α、β、γ 射线的强度，也可粗略地分析能谱。FH463A 型自动定标器的结构如图 24-3 所示，主要由输入电路、定标电路、时控电路、数字显示、低压电源和高压电源等部分组成。

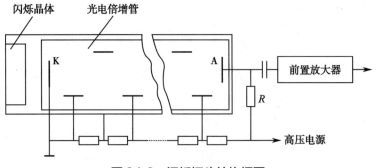

图 24-2　闪烁探头结构框图

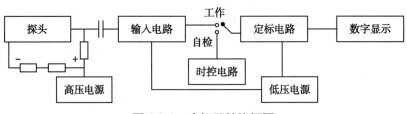

图 24-3　定标器结构框图

3.定标器面板控制部件　FH463A 型自动定标器的面板如图 24-4 所示,其主要开关、旋钮、按键、插口作用如下:

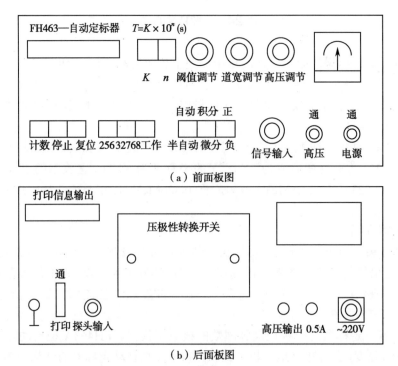

（a）前面板图

（b）后面板图

图 24-4　定标器面板示意图

（1）开关：正、负；积分、微分；自动、半自动；256、32768、工作等功能选择按钮：按下后选择对应功能。

（2）高压：开关拨向上，接通输出直流高压。在后面板上设有高压输出插口和高压输出极性转换开关（不可随意揭开高压转换开关后盖）。

（3）高压调节、道宽调节、阈值调节：调节高压输出，甄别脉冲信号。

（4）信号输入、探头输入：输入接口。

（5）定时拨轮：用拨轮"K""n"配合，确定定时时间 $T=K\times10^n$s。

四、内容与步骤

（一）检验定标器

连接各仪器设备，预热15min，并用定标器的自检信号检验仪器是否工作在正常状态。

1．"自动、自检"工作方式　按下自检键"256"（或"32768"），将"自动"键抬起，定时拨轮拨到 $K=1$、$n=0$，开机后全机应复零，然后自动计数，定时灯亮1s后应自动停止，定时灯灭，并显示256（或32768），经6s（该时间由仪器内部调定的显示时间）后全机复零，仪器自动重新计数，循环往复。

2．"半自动、自检"工作方式　将"半自动"键及自检键"256"（或32768）按下，其他程序同上，只是停止计数后要按"复位"键使全机复零，再按下"计数"键，即可重新计数。

3．检验高压　平时把高压调节旋钮逆时针方向转到底，再接通高压开关。顺时针方向慢慢转动10圈电位器高压旋钮，电压慢慢升高，每转1圈升高200V，则为正常。检验完毕，需要将高压调节旋钮逆时针旋到底，使输出电压为零。

（二）测量闪烁探头的坪曲线

1．确定工作电压　调节"阈值调节"旋钮，使外圈为"2"（约1V），"道宽调节"旋至"0"，输入信号为负（即按下"正""负"键），拨定时轮 $K=2$、$n=2$（即200s），再缓慢旋动"高压调节"旋钮，提高电压，找出起始电压 A，继续改变工作电压，$\Delta V=20$V 记录一次其相应的各值，直至坪区测完（计数有增加）为止，一般工作电压不宜超过1 300V，以免光电倍增管发生连续放电现象而缩短使用寿命。测量时应注意：当发现计数明显加快时，要立即降低高压以保护计数器（所有实验数据均须记录在自行设计的表格中）。

2．根据坪曲线的实验结果选择合适的工作电压，一般选在坪的中部偏左些。

3．在合适的工作电压下，重复进行100次以上独立测量放射源计数率的实验（建议进行150～200次，每次定时15s或20s），计算出其平均值。

4．重复进行100次以上独立测量本底计数率的实验（建议进行150～200次，每次定时15s或20s），计算出其平均值。

5．实验完毕后，先降低高压至零，关高压开关，再关电源开关。

（三）结果与数据处理

1．根据测得的坪曲线数据作出坪曲线，并选定工作电压。

2．作放射源总计数的频率直方图　把一组测量数据按一定区间分组，统计测量结果出现在各区间内的次数 k_i 或频率（次数／总次数，k_i/K），以次数或频率作为纵坐标，以测量值为横坐标，这样作出的图形在统计学上称为频率直方图，如图24-5所示，频率直方图可以形象地表明数据的分布状况。建议在作频率直方图时将平均值置于组中央来分组，以 $\dfrac{\sigma_n}{2}$ 为组间距，这样各组的分界点是

$$\bar{n} \pm \frac{1}{4}\sigma_n \text{、} \bar{n} \pm \frac{3}{4}\sigma_n \text{、} \bar{n} \pm \frac{5}{4}\sigma_n \text{、} \cdots$$

而各组的中间值为

$$\bar{n} \text{、} \bar{n} \pm \frac{1}{2}\sigma_n \text{、} \bar{n} \pm \sigma_n \text{、} \cdots$$

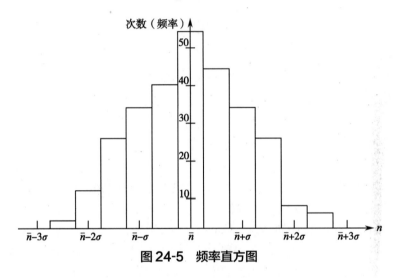

图 24-5　频率直方图

3. 计算放射源计数率测量值落在 $\bar{n} \pm \sigma_n$、$\bar{n} \pm 2\sigma_n$、$\bar{n} \pm 3\sigma_n$ 范围内的频率。

4. 分别用单次测量的计数率和平均值来表示测到的放射源计数率。

5. 重复上述 2～4 步骤，对本底的计数率进行处理。

五、注 意 事 项

放射源按照老师的要求，实验后放回原位。

六、思 考 题

1. 放射性计数的统计误差和其他宏观物理量的测量误差有何本质不同？

2. σ_n 的物理意义是什么？用单次计数率 n 的测量值来表示放射性测量值时，为什么是 $n \pm \sqrt{n}$，其物理意义是什么？

3. 什么是坪曲线？谈谈坪曲线测量在研究核衰变统计规律实验中的意义。

（范文亮）

实验二十五　放射性测量

一、实 验 目 标

（一）知识目标

1. 了解闪烁计数器的工作原理。
2. 掌握 γ 射线的测量方法。
3. 了解 γ 射线在空气中的衰减规律。

（二）素质目标

1. 启迪研发和创新思维。
2. 提高分析问题、解决问题的逻辑思维能力。

二、实 验 器 材

X-γ 剂量率仪、γ 射线源（^{137}Cs 工作源）、米尺等。

三、原理及仪器介绍

（一）原理

放射性是指原子核的一种自发衰变性质。原子核衰变是原子核自发地发射出一些射线（α 射线、β 射线、γ 射线等），从而改变了自身的状态（发射 γ 射线）或变成了其他的原子核（发射 α 射线、β 射线）。对一定质量的放射性核素来说，单位时间内发生衰变的原子核数目称为放射性活度；单位时间内放出某种射线的粒子数目称为该种射线的强度。如果某放射性核素的一次衰变只放出一个粒子，则该核素的射线强度就与其放射性活度相等，但对于大多数放射性核素，一次衰变往往放出若干个粒子，放射性活度与射线强度是不相等的。

引起 γ 射线在物质内传播过程中强度减弱的因素有：扩散衰减（能量的分散）和吸收衰减（与物质的相互作用）。

对于均匀介质中的 γ 射线点源在向空间各方向辐射时，若不考虑介质的吸收，与普通点光源一样，在半径不同的球面上，γ 射线强度的减弱遵循距离平方反比规律，即

$$\frac{n_1}{n_2} = \frac{r_2^2}{r_1^2} \tag{25-1}$$

式（25-1）中 n_1、n_2 分别是在距 γ 射线源 r_1、r_2 处 γ 光子的计数率。

单能窄束 γ 射线在物质中传播时服从指数衰减规律，即

$$n = n_0 \mathrm{e}^{-\mu d} \tag{25-2}$$

式（25-2）中 μ 是线性衰减系数，n_0、n 分别是 γ 射线在穿过厚度为 d 的物质前后 γ 光子的计数率。

本实验所用的 γ 射线源为（$^{137}_{55}$Cs → $^{137}_{56}$Ba），$^{137}_{55}$Cs 的半衰期为 30.2a，它放出的射线中有 β 粒子（0.512MeV、1.17MeV）与 γ 光子（0.662MeV），$^{137}_{55}$Cs 衰变后成为 $^{137}_{56}$Ba（稳定）。

（二）仪器介绍

1．仪器的组成 该仪器主要由探头和操作台两部分组成。探头由闪烁体、光电倍增管和 *I-f* 变换器组成，操作台由单片机数据采集系统及处理系统、LCD 显示器、键盘、串口、高低压电源等组成，如图 25-1 所示。工作时探头和操作台用一根五芯电缆线连接。

2．仪器原理 当射线打在闪烁体上产生荧光，经光电倍增管进行光电转换和倍增后形成一定的电流信号，而后通过 *I-f* 变换器把电流信号变成计数频率。当辐射场越强时，单位时间形成的光电流就越大，产生的计数频率就越高。因此，在空气中辐射场剂量率和被测量的计数率成一定的比例关系。该计数信号由后续电子线路进一步处理后送单片机处理系统，由单片机处理系统完成数据采集，并实现显示、存储及打印等功能。

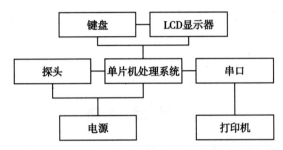

图 25-1 BH3103B 便携式 X-γ 剂量率仪组成

本仪器采用中文菜单对仪器进行控制，仪器控制菜单如图 25-2 所示。

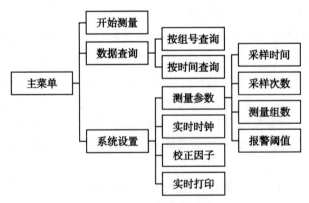

图 25-2 仪器控制菜单

3．仪器使用方法

（1）实验前应仔细阅读仪器使用说明书，严格按要求进行操作。

（2）电池充电：仪器使用前应先对电池充电，把充电器连接到仪器充电口开始充电，充电器指示灯信息如下：

绿灯：为电源指示灯，应常亮。

黄灯：为充电信息指示灯，均匀闪亮——正在充电，常亮——充满，不亮——没有连接电池或电池异常。注：首次充电一般需 10h。

当电量不足时，系统会发出断续的声音报警信号，平时不使用时可以不断给电池充电。

（3）仪器连接使用时首先把探头和主机连接好，注意电缆插头缺口的方向。

（4）仪器预热：测量前，仪器需预热 1min 以上。

（5）参数设置：测量前应首先进行系统参数设置，具体操作方法是移动光标到系统设置，按回车键进入系统设置子菜单（如图 25-2），系统设置包括测量参数、实时时钟、校正因子及实时打印四项功能，设置完成后系统将永久保存。各项功能含义及操作方法如下：

1）测量参数设置：把光标移动到测量参数设置，按回车键，进入测量参数设置子菜单。可对采样时间（指每次测量的时间，设置范围为 01～99s，一般设置为 5s）、采样次数（指每组数据中重复采样的次数，设置范围为 01～99 次，一般设置为 01 次）、测量组数（指仪器共完成的测量组数，设置的组数为 01～250 组）及报警阈（仪器测量值超过设置的报警阈后将发出连续蜂鸣报警声音）进行设置。用键盘上下键移动光标到要设置的子项，按回车键选择设置数字位，用键盘上下键修改数字，完成后按回车键进行下一位数字设置。设置完成后一直按取消键直至退到主菜单，系统自动保存测量参数。

2）实时时钟设置：系统有一个实时时钟，关机后仍然正常工作。第一次使用仪器时应该把时间和日期调整准确，以便测量时自动存储正确的时间及日期。设置方法是把光标移动到实时时钟，按回车键进入调整菜单。用键盘的上下键选择要修改的项目，按回车键，用键盘上下键修改具体数字，最后移动光标到完成项，按回车键退出实时时钟设置，系统自动保存新设置的实时时钟。

3）校正因子设置：用于仪器线性刻度使用，该仪器已经过国家计量中心刻度好，设置为 1.00 即可。

4）实时打印设置：当主机连接打印机时，是否实时打印（每测量一组数据，打印一组数据的测量结果，包括组号、测量值、测量日期及时间），可通过设置此项实现。把光标移动到实时打印，按回车键，进入子菜单，用键盘上下键打开或关闭实时打印，一般设置为关闭（OFF）状态。

（6）开始测量：用键盘上下键移动光标到"开始测量"上，按回车键即可按已完成的设置自动测量。此时每测量完一组数据，显示屏自动显示出该组数据的测量结果。测量结束后，系统自动转向数据查询状态，用键盘的上下键可对刚测量的数据进行浏览。按回车键可对数据进行打印、删除等操作。测量过程中若需要临时停止，按取消键当系统出现"结束采样？"的提示时，按回车键即可停止测量（或连续按两次确定键也可以停止测量）。

（7）测量数据管理：系统的测量结果自动保存到单片机的非易失存储器中，可方便对已测量的数据进行查阅和删除。在主菜单中用键盘的上下键移动光标选择"数据查询"并按回车键进入到数据查询状态，根据需要选择按组号查询和按时间查询。选择后，根据系统提示输入查询的条件[开始组号（时间）、结束组号（时间）]后，系统会自动把符合条件的组数显示出来，用键盘的上下键可进行浏览，按回车键可对已经查阅的数据进行操作，包括打印及删除（注：删除数据时有一个光标在闪动，表示正在删除，请耐心等待，一般需几分钟才能完成删除）等。

4．一般故障与排除　故障现象一：开机液晶屏幕没有显示；排除方法：电池没电，用充电器对系统进行充电即可解决。故障现象二：开始测量没有计数；排除方法：检查探头和主机的连接是否到位,注意插头缺口的方向。其他故障请联系厂家。

四、内容与步骤

(一)基本实验部分

1. 测量本底计数率 n_0,测量 3 次求其平均值。

2. 测量刻度场本底计数率 n_a 将工作源紧扣探头,测量其 n_a',则 $n_a = n_a' - n_0$。

3. 测量 ^{137}Cs 工作源放出的 γ 射线在空气中的衰减规律 $x = 0$ 时,计数率为 n_a^0。令 $x = 2$cm、$x = 4$cm,测量 n_a^2、n_a^4、$\cdots$ 每隔 2cm 测量一次计数率 n_a^i 并记录下来,直至计数率数值恒定为止。

(二)选做部分

测量周围环境及物品的 X-γ 剂量率并分析比较。

五、结果与数据处理

1. 将所有测得的数据分别填入自行设计的表格中。

2. 以 x 为横坐标,计数率 n 为纵坐标,绘出 ^{137}Cs 工作源放出的 γ 射线在空气中的衰减曲线。

3. 以 x 为横坐标,$\ln\dfrac{n_a^0}{n_a^i}$ 为纵坐标,绘出 $\ln\dfrac{n_a^0}{n_a^i}$ 随 x 的变化曲线,取直线部分的斜率即为 ^{137}Cs 工作源放出 γ 射线在空气中的线性衰减系数 μ。

六、注 意 事 项

1. 操作台与电缆连接时,必须在关机时进行,否则将会损坏仪器。

2. 仪器采用密封结构,不能随意打开,探头为防止漏电,电流的增加经过严格的工艺处理,不能随意打开曝光,更不允许在加入高压的情况下曝光。

3. 防止探头剧烈冲撞,使用时要轻拿轻放。

七、思 考 题

1. 剂量率仪的基本原理是什么?

2. 通过测量结果分析讨论应用放射性物质时应对自己和患者注意什么?

(徐春环)

实验二十六　放射性表面污染的测定

一、实验目标

（一）知识目标
1. 学会正确使用表面沾污检测仪。
2. 比较不同去污剂对不同物质表面的去污效果。
3. 学会正确处理一般放射性污染。

（二）素质目标
1. 养成规范自己行为的意识和习惯。
2. 培养追求真理、勇于探究的科学精神。

二、实验器材

表面沾污检测仪、木片、涂漆木片、水磨石、玻璃片、塑料片、^{32}P 溶液，^{131}I 溶液、5% 硝酸、5% 氢氧化钠、5% 柠檬酸、5% 的 TT 液、肥皂水、自来水、医用乳胶手套、棉球、镊子、红外灯。

三、原　　理

操作各种放射性物质的现场，由于种种原因造成放射物质散落外逸，从而污染了工作场所的地面、墙壁、仪器设备及工作人员的衣服或皮肤等，统称为放射性表面污染。

1. 放射性表面污染的机理　放射性表面污染存在着两种作用——化学作用和物理作用。化学作用即放射性物质的分子与被污染物质的表面分子发生化学反应，使放射性物质牢牢地停留在被污染的表面或渗入到深层，造成难以去除的污染。物理作用即物体表层分子的作用力所造成的对放射性物质的吸附现象或放射性物质机械地附着在被污染物体的表面。污染刚发生时，放射性物质与污染表面结合得比较松散，污染物能转移到其他清洁表面上，这种污染称松散污染，也称为非固定污染。污染时间较久，放射性物质与污染表面发生了物理、化学作用或渗入到深层，放射物质与被污染表面形成牢固结合，污染难以转移，这种污染称为固定污染。

2. 表面污染的测量方法　有擦拭法和探测仪器直接测量法两种。擦拭法是用一定面积的滤纸（通常为 100cm²）擦拭被污染的表面，然后测定滤纸表面附着的放射性活度，以此评测表面污染的程度。直接测量法是用仪器探头去探测被污染物的表面。本实验用直接测量法。

去污的作用是破坏放射性核素与表面的结合，使放射性物质转移到去污剂中从而达到去污目的，去污剂主要有：

139

（1）表面活性剂和合成洗涤剂：如肥皂、洗衣粉是广泛使用的表面去污剂。

（2）络合剂：针对不同放射性核素，使用一定的络合剂以生成稳定的络合物，使放射性核素脱离表面。如六聚偏磷酸钠、柠檬酸、酒石酸等。

（3）无机酸（硝酸、盐酸）及其盐类：无机酸可能是某些放射性物质的溶剂。此外，有机溶剂如乙醇、四氯化碳、丙酮常与无机酸混合，用于多孔涂漆表面的去污。

放射性物质不同，所用去污剂就不同，甚至同一放射性核素沾染在不同性质的物质表面上时，所用去污剂也应有所不同。

四、内容与步骤

1. 在实验材料上用蜡笔画一直径为1cm的小圆。然后放在仪器的探头下测量本底，记录结果。再在小圆圈上滴加放射性 ^{32}P 溶液0.1~0.2ml。置红外灯下烘干，然后用表面沾污检测仪测量污染后的放射性并记录结果。

2. 用不同的去污剂对不同的材料进行去污。在污染区滴加0.1~0.2ml去污剂，静置1min后用棉球擦干，如此3次用红外灯将试验材料烘干，用表面沾污检测仪测量去污后的放射性并记录结果（实验过程中严格执行实验室规章制度，养成规范自己行为的意识和习惯）。

五、结果与数据处理

1. 将去污前后的放射性测量结果记录在表26-1中。

表26-1　记录表（附表）

	木片		涂漆木片		玻璃片		塑料片	
	去污前	去污后	去污前	去污后	去污前	去污后	去污前	去污后
5%硝酸								
5%氢氧化钠								
5%柠檬酸								
5%的TT液								
自来水								

2. 计算不同去污剂对不同材料的去污率

$$去污率=（去污前活度-去污后活度）/去污前活度$$

3. 评价

六、注　意　事　项

1. 在测量时一定要用测量架，不能使探头与污染表面直接接触。

2. 被污染物质及使用过的去污剂和擦拭滤纸等，要按放射性物质妥善处理。

七、思 考 题

1. 为什么测量时要使用测量架？
2. 从对不同的材料去污效果来看，有什么规律？并作去污效果评价。

（吴小玲）

第二部分 仿真实验

实验二十七 数字图像灰度变换

一、实 验 目 标

（一）知识目标

1. 掌握数字图像灰度变换的一般方法。

2. 理解数字图像灰度变换的本质。

（二）素质目标

1. 通过灰度变换感受数学的魅力，激发学习志趣。

2. 不断调整参数的过程中，练就精益求精、追求卓越的科学品质。

二、实 验 器 材

计算机、"X射线影像仿真实验"软件。

三、原理及软件介绍

灰度变换是处理数字图像常用的一种技术。其做法是对原图像各像素的灰度值按一定的数学模型做变换，目的是改变原始图像各像素间的对比度（不改变原始图像矩阵和尺寸）。

灰度变换分为线性变换和非线性变换两大类。

（一）线性变换

满足的数学关系为线性变换函数和截取式线性函数等。

1. 线性变换函数 $g(x,y)=kf(x,y)+b$，其中 f 为原图像的像素值，g 为变换后图像的像素值，k 为选定的倍数（斜率），b 为常数（截距）。

2. 截取式线性变换函数 $g(x,y)=\dfrac{n-m}{b-a}[f(x,y)-a]+m$，其中 $f(x,y)$ 为原图像坐标 (x,y) 点像素的像素值，$g(x,y)$ 为变换后坐标 (x,y) 点的像素值，(a,b) 是原图像 $f(x,y)$ 对应（限定）的灰度范围，(m,n) 是灰度变换后图像 g 的灰度范围。可见，截取式线性函数变换是把图像值对应的灰度区间 (a,b) 变换为 (m,n)。

本实验采用简单的 $y=kx+b$ 型线性变换模型。其中 x 为原图像的像素值，y 为变换后图像的像素值，k 为选定的倍数（斜率），b 为常数（截距）。

（二）非线性变换

属于曲线变换，如对数变换、指数变换和其他曲线函数变换等。本实验采用对数变换

[数学模型为$y = A\log(kx)$,其中A是倍数,k是系数]和指数变换[数学模型为$y = A\exp(kx)$,其中A是倍数,k是系数]。对数变换在低值区可实现灰度扩展或增强,高值区实现对比度压缩或减小。正指数变换,在低值区可压缩或减小对比度,高值区实现对比度扩展或增强;而负指数变换则与正指数变换的作用效果相反,且有灰度反转作用。

经上述数学模型,由原图像像素值x求出的新图像像素值y就改变了原图像的对比度(可能增大对比度,也可能减小对比度)。

(三)直方图调整(修改)法

通过修改直方图也可改变图像对比度,在本质上也属按一定的数学模型作变换。本实验提供了直方图整体及局部修改实验内容。

由上述可见,数字图像的灰度变换本质是数学变换。

本仿真实验提供的原始图像多为低像素值(x值小)图像(这些图像看上去偏黑,是模糊图像,看不出图像的结构),所以实验的工作主要是调整参数A、k、b等数值,变x值为y值,改变低对比度图像,使原低对比度图像变换后能清晰地展现原图像相关的部分或全部的图像结构。

本实验提供两组图像:第一组20个,是用 Photoshop 软件制作的低值区渐变数字图像,名称分别为 hb1、hb2、hb3、hb4…hb19、hb20;第二组15个,是一些人体 X-CT 像,名称分别为 hba、hbb、hbc、hbd…hbn、hbo。为突出灰度变换实验效果,建议使用第一组图像。

实验主界面如图 27-1 所示,包括原始图像输入及显示、图像处理相关参数输入、功能按钮、灰度变换输出图像显示等部分。其中$y1$、$y2$均为线性变换,数学模型为$y = kx + b$,可通

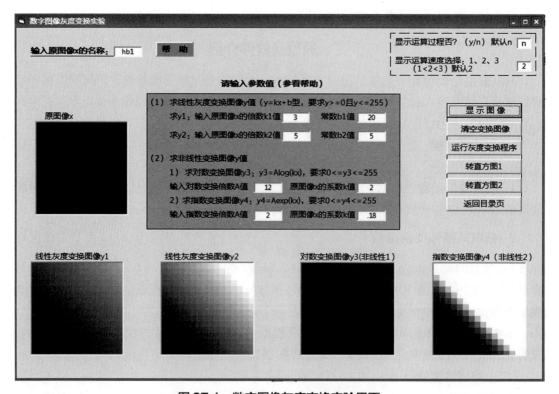

图 27-1 数字图像灰度变换实验界面

过调节 k、b 值来改善图像显示效果。$y3$ 为对数变换，满足关系式 $y=A\log(kx)$；$y4$ 为指数变换，满足关系式 $y=A\exp(kx)$，可通过调节 A、k 值来改善 $y3$、$y4$ 图像显示效果。

在主界面中，点击"转直方图 1"或"转直方图 2"按钮可进入直方图调节界面，进行整体直方图调节和局部直方图调节，详细操作见"四、内容与步骤"。

四、内容与步骤

（一）线性及非线性变换

1. 打开计算机。

2. 扫描本实验提供的二维码，根据所提供的路径获取"X 射线影像仿真实验"应用程序，运行仿真软件。

3. 启动"X 射线影像仿真实验"应用程序。

4. 点击"开始"进入"目录"界面，共有 5 个实验项目，点击"数字图像灰度变换"进入灰度变换实验界面，如图 27-1 所示。观看界面上各部分结构、名称及文字描述和某些要求。

5. 在"输入原图像 x 的名称"文本框中输入你选定的一个原图像名称（用鼠标点击界面上的"帮助"键可出现本实验提供的各原图像的名称，均用小写英文字母表示），然后用鼠标点击界面上的"显示图像"键，则在原图像框中显示出原图像（注：看上去多数图像可能是模糊的），同时变换图像显示框中也会有图像显示，但并非本次运算结果，因本次还未进行运算，点击"清空变换图像"按键则可，或者无须理会，等运算完毕再显示时会自动改写。

6. 在界面上提供的线性变换参数输入框中同时分别输入两个线性变换的参数 k_1、b_1 及 k_2、b_2 的数值（你选定的数值）。

7. 在界面上提供的两个非线性变换的参数输入框中同时分别输入两个非线性变换的参数 A 及 k 的数值。

8. 上面的两步输入完成经检查无误后，点击"运行灰度变换程序"键，于是编制好的灰度变换程序开始运行，同时进行 4 个变换求解 4 个变换图像的像素值，此时屏幕左上方出现提示"正在运行程序，请稍候！"字样，程序运行大概需数秒至数十秒的时间。

9. 程序运行结束后，界面左上方会出现提示"程序运行结束……"字样。此时再用鼠标点击"显示图像"键，则在界面上 4 个变换图像的图像框中显示出经变换后的图像。

10. 观察 4 个变换后的图像（两个线性变换和两个非线性变换）的变换效果如何（变换后的图像是否清晰展示了原图像的结构）。

11. 如果对哪一个变换结果不满意，则调整参数值，重复上述过程，重新运行程序重新变换。通常第一次只能是试验性地选择参数，根据运行程序后的效果，经判断增大还是减小参数值，反复进行参数调整，反复进行变换，直到满意为止。

12. 选用其他原图像（在原始图像名称输入框中改变原图像名称），重复上述过程（从第 5 步开始至第 10 步）。

根据具体实验课时，决定选作 5～9 幅图，调整灰度变换参数，到满意为止，并抓取每幅图满意的显示结果界面，以 word 文件图文编排整理后保存在自己的文件夹里（供老师批阅）。

应明确：不是任意一种变换对任意一幅图像变换的效果都好、都全面。

（二）直方图修改

直方图修改一：修改原图像灰度直方图整体。

通过调整原图像直方图也可达到改变图像整体对比度的效果，见图27-2。

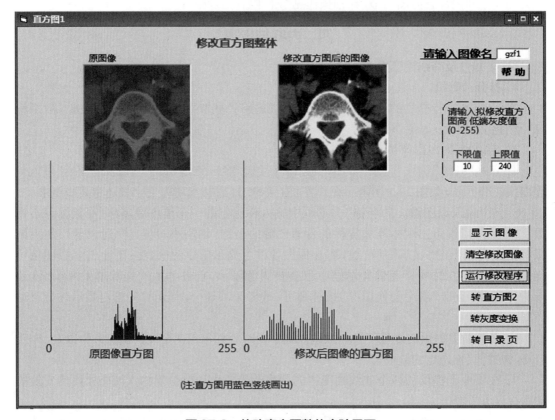

图27-2 修改直方图整体实验界面

1. 进入直方图1修改窗体（用鼠标点击图27-1"灰度变换"界面上的"转直方图1"键，屏幕上显示出直方图1界面），观看界面上各部分结构、文字说明及要求等。

2. 在界面上的图像名输入框中输入原图像名（可用鼠标点击"帮助"键查寻存的用小写字母表示的各原图像名称，建议对第2组、第3组数字图像进行直方图修改）。

3. 用鼠标点击"显示图像"键，则"原图像"框中显示出原图像及对应直方图。

4. 在两个输入框中分别输入修改直方图灰度的下限值和上限值（0～255之间的数）。

5. 用鼠标点击"运行修改程序"键，则调整程序开始运行，并先后显示出调整后的图像及直方图。

6. 观察修改前后的直方图和图像。

7. 若直方图调整的效果不好，可修改调整直方图下限值和上限值，然后重新用鼠标点击"运行修改程序"键，重新运行调整程序。可反复调整，直到结果满意为止。

直方图修改二：修改原图像灰度直方图局部。

通过调整直方图灰度区间的局部，可达到改变图像局部对比度的效果。

1. 进入直方图2修改窗体（用鼠标点击图27-1界面上的"转直方图2"键，屏幕上显示出直方图 2 界面），如图 27-3 所示，观看并熟悉界面上的各部分结构、文字说明及要求等。

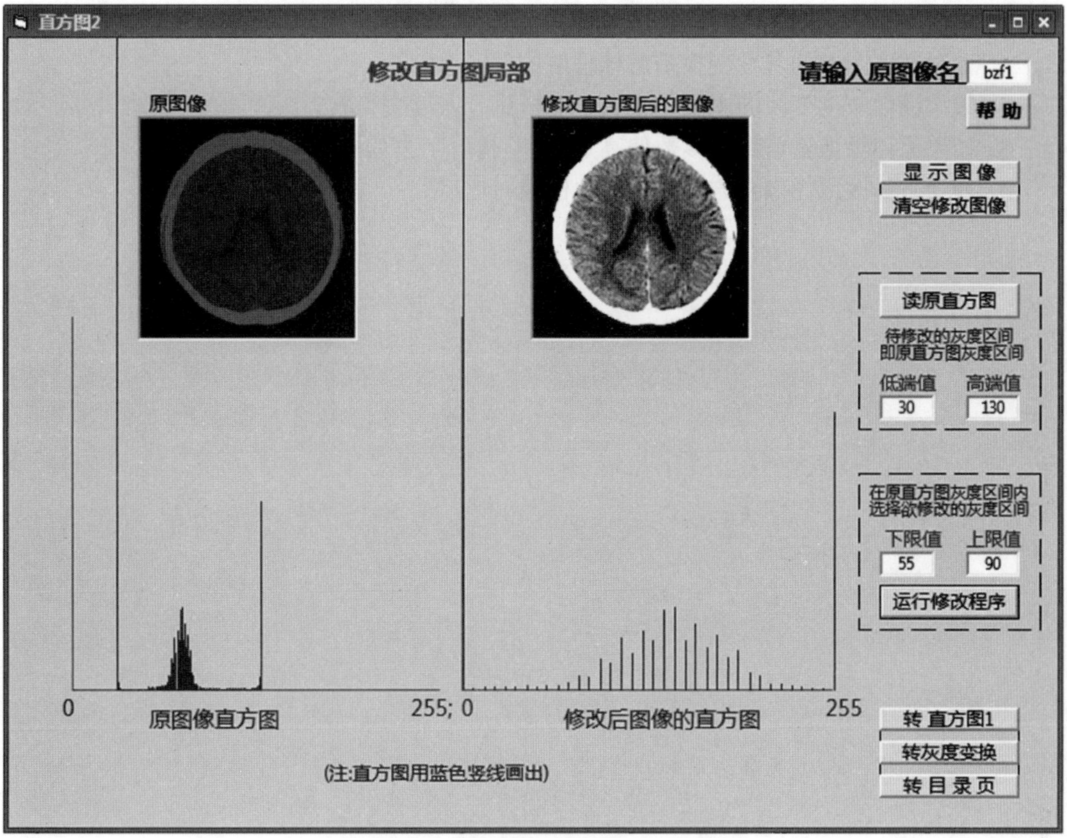

图 27-3　修改直方图局部实验界面

2．在界面上的图像名输入框中输入原图像名（可用鼠标点击"帮助"键查寻存在的用小写字母表示的各原图像名称）。

3．用鼠标点击"显示图像"键，则"原图像"框中显示出原图像。

4．用鼠标点击"读原直方图"键，则先后在界面上显示出原图像、原图像的直方图和直方图所对应的灰度区间，分别在"低端值"和"高端值"文字下方的文本框中显示出来。**请注意：在显示框中显示的高、低端灰度的数值不要改动。**

从图 27-3 可以看出，原图像 bzf1 整幅图像素灰度值集中在 0～255 区间的一小段 30～130 内，而且更多的灰度值集中在 55～100 之间。我们完全可以将原图像 55～100 之间的灰度值放大到整个 0～255 区间，增大对比度，所以在"在原直方图灰度区间内选择欲修改的灰度区间"下方输入框内输入下限值 55，上限值 90，运行后结果如图 27-3 所示。

5．观察修改后的直方图和对应图像。若对所得图像不满意，可改变（调整）修改直方图上、下限灰度值，重新运行修改程序，直到满意为止。

（三）选做实验

根据掌握知识程度，酌情选做以下各项：

1．自己设计一个具有某种效果的灰度变换数学模型。

2. 自行设计并编写一个"灰度变换"应用软件。

五、思 考 题

1. 你对数字图像的灰度变换是怎样理解的?

2. 数字图像灰度变换的本质是什么? 怎样进行灰度变换?

3. 如果原图像像素值绝大多数偏高(图像整体看上去偏白),应如何调整?

4. 为什么修改原图像直方图可改变原图像对比度?

（张瑞兰）

实验二十八　X射线能谱仿真实验

一、实　验　目　标

（一）知识目标

1．了解X射线的产生原理。

2．熟悉滤过材料对X射线能谱的影响。

3．掌握钨靶X射线能谱与成像参数间的关系。

（二）素质目标

1．养成关注细节的学习和研究习惯。

2．提高量变导致质变的认知规律认识。

二、实　验　器　材

计算机、"DR能谱仿真实验"软件。

三、原理及软件介绍

（一）原理

1．X射线的产生与组成　X射线的本质是一种波长较短、频率较高的电磁波，波长介于紫外线与γ射线之间。当较高能级的壳层电子以向空缺的壳层跃迁的方式回到原来的基态，这个过程称为原子的退激。在原子退激时，其中多余的能量将以光子的形式释放出来，然而对于同一靶原子的各轨道能级差是确定的，那么产生的光子频率也就具有特征性，这种辐射称为特征辐射，产生的X射线称为特征X射线（特征谱）。高速电子与原子核非弹性碰撞的结果将产生韧致辐射（连续谱），它是高速电子与靶原子核的相互作用过程中，由于不同的作用距离和不同的电子能量而产生连续X射线。

高速电子与靶原子核的作用距离越近，高速电子损失的能量越大，产生的X射线辐射频率越高；反之作用距离越远，高速电子损失的能量越小，产生的X射线辐射频率越低，即韧致辐射产生的X射线频率与电子和靶原子核的作用距离成反比。韧致辐射产生的效率与靶原子序数和电子的加速能量成正比。

2．X射线连续谱的特点

（1）强度随波长连续变化。

（2）每条光谱曲线都有一个峰值。

（3）每条光谱曲线有一个频率最大值（短波长极限）。

（4）随着电压升高，光谱强度也升高，光谱曲线最大频率增大（短波长极限减小），其与管电压满足如下关系

149

$$eU = h\nu_{max} = hc/\lambda_{min} \tag{28-1}$$

其中，ν_{max} 为管电压 U 产生的 X 射线光谱的最大频率，相应的 λ_{min} 为最短波长。

（5）X 射线强度随管电流增大而增大，随管电压的增大而增大。

3. X 射线特征谱的特点 要使内层电子激发或击出，必须使加速电压达一定值，才能有标识谱出现。

$$eU \geqslant W \tag{28-2}$$

也就是最小的结合电压为

$$U = W/e \tag{28-3}$$

如，钨的结合能为 69.51keV。

4. X 射线的量与质

（1）X 射线的量 = 管电流 × 曝光时间。

（2）X 射线的质：表示 X 射线的硬度，即穿透物质本领的大小，由光子能量决定，与光子个数无关。管电压高，激发的 X 射线光子能量大，即线质硬。加滤过时，滤过板厚，软 X 射线（低能部分）吸收多，X 射线质越硬。滤过材料的原子序数越大，对低能射线的滤过效果越好。

（二）软件介绍

能谱仿真实验软件界面如图 28-1 所示。左侧为参数设置区，可任意调节相关参数，如管电压、管电流、曝光时间、源像距（SID）以及不同滤过情况等。右侧为不同曝光条件下的 X 射线能谱图显示区和数据显示区。左下侧为"曝光分析"和"导出数据"功能按钮。

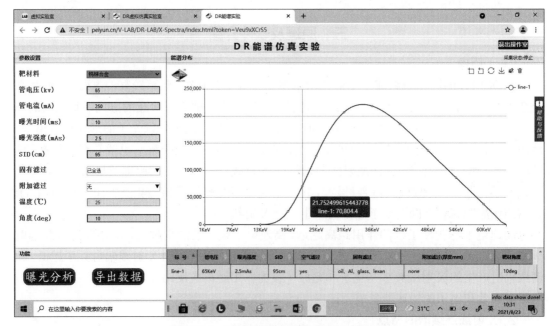

图 28-1 X 射线能谱仿真实验软件界面

四、内容与步骤

1. 打开计算机。

2. 扫描本实验提供的二维码，获取实验路径，点击"DR 仿真 --DR 操作室"，进入 X 射线

"DR能谱仿真实验"。

3．点击"固有滤过"，弹出下拉菜单，分别点击"全选择"与"全不选"，保持其他参数不变，分别曝光一次，得到如文末彩图28-2所示曲线，其中红色曲线为未考虑固有滤过能谱曲线，蓝色曲线为考虑固有滤过能谱曲线。

4．保持"固有滤过"被全选中，保持其他参数不变，分别改变管电压为40kV，65kV，75kV和100kV，进行曝光，X射线谱如文末彩图28-3所示。观察能谱变化情况，请结合相关理论知识，分析各种现象产生的原因（提示特征谱线何时出现，特征谱有何规律？）

5．保持"固有滤过"被全选中，将管电压调整为75kV，保持其他参数不变，分别改变管电流为100mA，150mA，200mA和250mA，进行曝光，得到如文末彩图28-4所示结果，请结合理论分析能谱变化规律（提示特征谱的变化，能谱的强度变化）。

6．保持"固有滤过"被全选中，将管电压调整为75kV，保持其他参数不变，分别改变SID为50cm，80cm，100cm和120cm，进行曝光，得到如文末彩图28-5所示结果，请结合理论分析能谱变化规律（提示特征谱的变化，能谱的强度变化）。

7．保持"固有滤过"被全选中，将管电压调整为75kV，保持其他参数不变，选中附加滤过中的"Cu"，分别把铜片厚度改为0，0.1mm，0.2mm和0.5mm，观察能谱变化（文末彩图28-6），总结能谱变化规律，请用其他材料进行滤过，观察规律。

五、思　考　题

1．特征谱和连续谱分别与管电压、管电流、SID有何种关系？

2．附加滤过后，谱线发生什么变化，能谱的质与量如何改变？

（汪红志）

实验二十九　DR虚拟仿真成像系统

一、实 验 目 标

（一）知识目标

1. 掌握DR成像的基本过程、能量转换及影像数字化。

2. 理解X射线衰减、直接型与间接型数字X射线成像原理。

（二）素质目标

1. 培养深度思考、分析融合、客观评判的综合能力。

2. 培养自学能力、创新能力和仁心精影的职业素养。

二、实 验 器 材

计算机或手机、"DR虚拟仿真成像系统"程序。

三、原理及软件介绍

（一）原理

基于X射线的穿透性及人体组织结构间密度和厚度的差异，形成具有可识别对比度的数字化影像信息。

DR成像过程：X射线管（X-ray tube）发出一束具有一定穿透能力、强度大致均匀的X射线束从某一方向射入人体，X射线束与人体内物质发生光电效应、康普顿效应等作用，受物质密度、原子序数、每立方厘米电子数等组织特性和X射线能量的影响，不同组织对X射线吸收和散射程度不同，X射线束发生不等量衰减，形成载有人体组织信息的不均匀X射线强度分布（X射线影像），探测器（能量转换器，包括直接型和间接型）采集透过的X射线束而形成电信号不同的电荷影像，经放大和A/D转换生成数字信号，计算机处理数字信号，重建形成人眼可见的黑白不等的灰度图像。基于影像信息的数字化，DR图像可进行灰度变换、空间变换等运算处理，实现了"一次曝光，多次处理"，获得更丰富的诊断信息，提高疾病诊断的效率和准确率。

（二）软件介绍

本软件基于Unity3D研发，Windows7及以上系统均可运行。DR虚拟仿真成像系统设计了3个实验场景，通过模拟胸部正位DR成像的基本过程，实现DR摄影的部位选择、条件设置、成像过程展示、直接型与间接型平板探测器成像原理互动演示、图像重建演示、图像处理操作等内容学习，有助于学生理解X射线束的空间分布和形态、"衰减"在X射线成像中的意义及成像过程的能量转换，加深对DR成像原理和临床应用的理解，登录界面如图29-1所示。

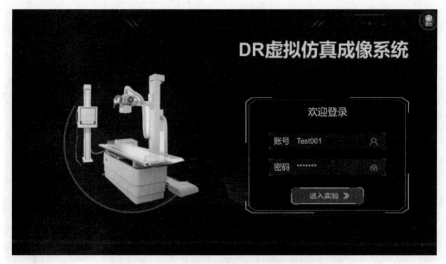

图 29-1　DR 虚拟仿真成像系统登录界面

四、内容与步骤

1. 扫描本实验提供的二维码,根据所提供的路径获取"DR 虚拟仿真成像系统"应用程序。

2. 程序运行后屏幕中央出现"DR 虚拟仿真成像系统",点击屏幕右下方的"进入实验",进入实验界面,左侧显示菜单栏;右侧为工作区,显示操作指南与注意事项。

3. 点击菜单栏中的"摄影前准备",显示实验场景一。进入摄影参数选择界面,选择屏幕右侧"摄影部位"中的"胸部正位",如图 29-2 所示。

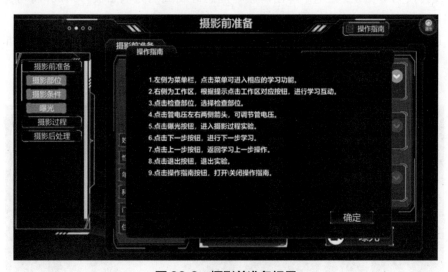

图 29-2　摄影前准备场景

4. 点击"曝光",显示场景二是摄影过程,显示 X 射线发射、与人体作用衰减及撞击探测器的能量转换过程,如图 29-3 所示。

5. 点击"球管",球管灯丝变红,发出大量电子。电子在高压电场的作用下,高速向阳极靶面撞击,靶面吸收电子能量,发出 X 射线。

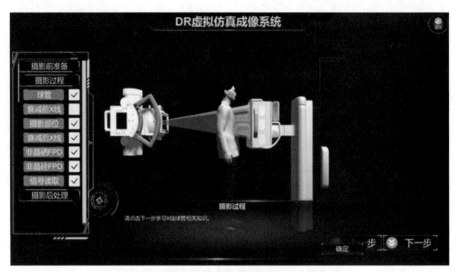

图29-3 摄影过程场景

6. 点击"衰减前X线",显示原发X射线束到达摄影部位。

7. 点击"摄影部位",X射线束穿过摄影部位,摄影部位半透明,显示不同组织器官。

8. 点击"衰减后X线",显示含有人体信息的衰减后透过X射线束。

9. 点击"非晶硒FPD",显示非晶硒层和集电矩阵。非晶硒层将X射线转换为电信号,即电流;集电矩阵由TFT阵列组成,其中电容储存电荷,与曝光量成正比。

10. 点击"非晶硅FPD",显示闪烁发光体和集电矩阵。闪烁发光体为碘化铯闪烁晶体,将X射线转换为可见光;集电矩阵由薄膜非晶态硅制成的光电二极管组成,将可见光转换为电信号存储。

11. 点击"信号读取",显示电荷信号被逐行读取,经前置放大器及A/D转换,量化成数字信号。

12. 点击"摄影后处理",显示场景三是图像重建与图像处理,见图29-4。

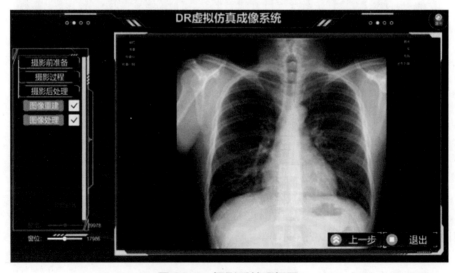

图29-4 摄影后处理场景

13. 点击"图像重建",显示数据信号转换为数字图像过程。

14. 点击"图像处理",选择灰度转换,对图像进行"反转"后处理操作;选择灰度改变,进行窗宽、窗位调节,即对图像进行对比度拉伸或压缩的后处理操作。

15. 点击右下方"退出",结束实验。

五、思 考 题

1. 简述影响 DR 成像质量的因素有哪些?

2. 简述非晶硒 FPD 和非晶硅 FPD 两者成像的各自优点与临床应用。

3. 与模拟 X 射线摄影相比,DR 的优点有哪些?

（李祥林）

实验三十　数字图像减影技术

一、实　验　目　标

（一）知识目标

1. 进一步理解数字图像减影原理。

2. 通过观察实验效果，自己能在减影算法上有一些设想。

（二）素质目标

1. 提升自我学习和信息获取能力。

2. 培养敢于否定、勇于探究的科学精神。

二、实　验　器　材

计算机、"X射线影像仿真实验"软件。

三、原理及软件介绍

减影技术是数字图像的一种处理技术，其原理为两幅数字图像相减，得两幅图像差异值部分的图像。此技术主要运用于重叠组织器官的造影后减影，以使重叠的某组织器官的影像能清晰显示。做法是先对重叠组织器官建立重叠的图像，然后对欲观察的重叠组织中的某组织器官造影，得造影后的重叠图像，最后将两幅图像相减，则去掉了不相关的重叠组织像，得到有造影剂的组织器官的影像。此技术最初用于数字减影血管造影（DSA），随着计算机数字图像处理技术的成熟，数字图像减影显示出了巨大的优越性。数字图像减影技术可采用灵活的减影方式及复杂的图像处理方法，目前已不只限于血管造影减影，已有数字关节造影、数字喉造影、数字脊髓造影、数字乳房造影、数字内镜逆行胆胰管造影等多种应用的报告。

本实验提供了两组原图像及造影后图像，第1组共12对，是临床上真实的蒙片及造影图像，图名以jy开头，如jya-jyaa、jyb-jybb等。第2组是人为制作的数字灰度图像，图名以j开头，原图像名如ja、jb、jc等，共12幅，造影图像名为jab、jac、jad等。两组图像有别，采用了不同的算法进行减影运算，同学们可以从减影结果感受其中的不同之处。

四、内容与步骤

（一）基本实验部分

1. 打开计算机。

2. 启动"X射线影像仿真实验"应用程序（方法同实验二十七）。

3. 进入"数字图像减影技术"实验，屏幕上呈现实验操作所用的界面，如图30-1所示，熟悉界面。

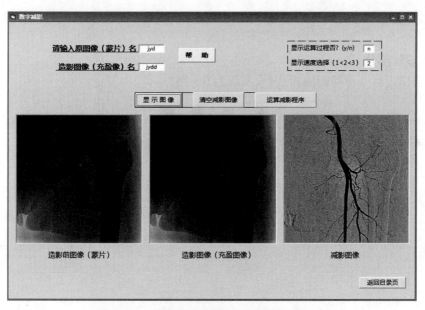

图 30-1　数字图像减影实验界面（CT 像）

4. 在原图像名及造影图像名输入框中输入你选定的图像名称（用鼠标点击界面上的"帮助"键可出现本实验提供的各原图像的名称，均用小写英文字母表示），然后用鼠标点击界面上的"显示图像"键，则在下方相应图像框中显示出造影前和造影后图像（减影图像框中也可能显示图像，它并非本次减影结果，可按"清空减影图像"键清空，不清空也可，运行本次减影程序后将覆盖）。

5. 点击"运算减影程序"键运行，历时几秒，很快。

6. 当屏幕上出现"程序运行结束……"对话框时，点击"显示图像"看减影结果，如图 30-1、图 30-2 所示分别为两组图像的运算结果。

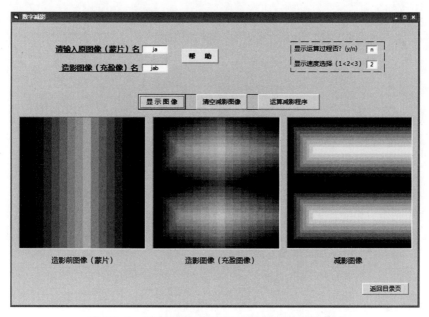

图 30-2　数字图像减影实验界面（灰度渐变图）

如此，两组图像各运行 10 对，看两组减影效果有何不同？如有必要可保存界面以供老师批阅。

（二）设计部分

自己尝试设计一种减影的算法（设灰阶为 0～255）。

五、思 考 题

比较两组图像减影效果的区别，并分析造成这种区别的原因。

（张瑞兰）

实验三十一　笔形束 X-CT 成像仿真实验

一、实验目标

（一）知识目标

1. 了解 X-CT 成像的原始数据采集过程和图像重建过程。

2. 熟悉笔形束 X-CT 成像的图像重建原理。

3. 掌握笔形束 X-CT 的原始投影数据的采集原理和正弦图含义。

（二）素质目标

1. 增强从基础出发、夯实基础的学习和研究认知。

2. 加强从参数改变导致的实验结果变化中思考总结理论知识。

二、实验器材

计算机、"笔形束 X-CT 成像仿真实验"软件。

三、原理及软件介绍

（一）原理

CT 成像分为两个过程：原始数据采集过程和图像重建过程。

CT 原始数据空间为正弦图，因此原始数据采集过程又称为正弦图填充过程，该过程涉及硬件和样品。图像重建过程为将正弦图经反投影算法或其他算法进行重建得到 CT 图像的过程，该过程只涉及算法和软件。

1. 笔形束 CT 原始数据采集过程（原始数据填充）

第一步：获取一个投影点。X 射线管发出笔形束射线（理想状态下可认为是单一均质能量的射线）穿过人体后，经探测器检测，得到一个投影点，填充在原始数据空间第一列的第一个点。对于射线路径上的多个体素，投影点的值就是多个体素的 μ 值之和。

第二步：获取一根投影线。在第一步基础上，同时平移 X 射线管和探测器一段距离（探测器宽度）后，发出射线并探测射线，同理可得到第二个投影点。如此平移覆盖整个样品，可得到一条投影线，填充在原始数据空间的第一列。

第三步：获取多根投影线。X 射线管和探测器旋转一定角度（step angle）（如 1°）后，反向平移。和第二步过程相同，获取第二条投影线，填充在原始数据空间的第二列。此时射线与第一步中射线角度之间的差，称为投影角度。

第四步：获取投影空间。重复第三步，每次旋转一个步进后，平移获取一条投影线，直到旋转完成 180°，获取足够投影线填充满原始数据空间的所有列。

正弦图含义：上述存储投影线的数据空间称为原始数据空间。样品中的每一个体素，在上述投影线数据空间中的轨迹都是一根正弦线，即 CT 原始数据空间是一系列正弦线的叠加，故又称为正弦图（chordal graphy 或 sinography）。实验过程中会动态展示出该过程。

2. 笔形束 CT 图像重建过程（原始数据填充） 图像重建过程是采用各种算法程序实现从原始数据空间到图像的转换过程。重建算法有不同种类，比如迭代法（ART），反投影重建法（BP），傅里叶变换重建法（FT）等，最为常用的是滤波反投影重建法（FBP）。

反投影重建算法的基本原理是：将正弦图中的投影线，按照其投影过来的角度反投影回去。所有投影线都反投回去后，原始样品的衰减系数轮廓将得以显现。

但直接反投影法重建的组织边界会因为放射状伪影而模糊。将投影线数据经特定滤波函数滤波（将投影线与滤波函数进行卷积）后，再经反投影重建，可消除放射状伪影，组织边界清晰。

（二）软件介绍

本实验项目使用的"笔形束 X-CT 成像原理仿真软件"界面如图 31-1 所示。

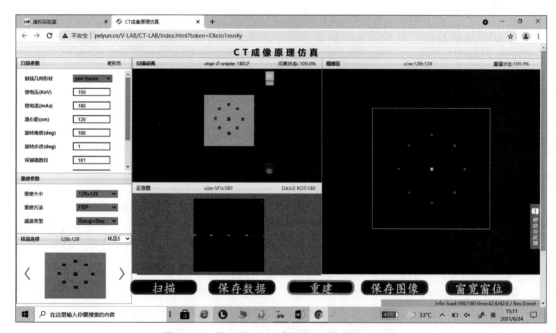

图 31-1 笔形束 CT 成像原理仿真软件界面

操作界面主要包括：①参数（扫描参数和重建参数）区；②样品选择区（从简单到复杂的体素样品、分辨率模型、人体断面模型等 10 种样品）；③功能按钮区（扫描、保存数据、重建、保存图像、窗宽窗位等 5 种）；④实时数据显示和正弦图填充区；⑤重建图像显示区；⑥一些状态显示等。将鼠标悬停在参数上，具体参数含义会有提示。

四、内容与步骤

（一）登录软件

扫描本实验提供的二维码，获取实验路径，进入 CT 成像原理仿真实验界面。

（二）投影数据采集和正弦图填充过程

1．保持默认参数，此时样品默认为扫描中心的单体素样品。单击"扫描"按钮，观察笔形束 CT 扫描过程以及正弦图动态填充过程。回答问题：单体素的数据轨迹为何不是正弦线？

2．单击样品切换符号">"选择样品 2，为位置偏离扫描中心的单体素样品。单击"扫描"按钮，观察笔形束 CT 扫描过程以及正弦图动态填充过程。回答问题：样品 2 与样品 1 的数据轨迹有何不同？并回答原因。

3．单击样品切换符号">"选择样品 3，为位置偏离扫描中心的双体素样品。单击"扫描"按钮，观察正弦图动态填充过程。回答问题：样品 3 与样品 2 的数据轨迹有何不同？并回答原因。

4．单击样品切换符号">"选择样品 4，为位置偏离扫描中心、密度不同的双体素样品，位置与样品 3 有变化。单击"扫描"按钮，观察正弦图动态填充过程。回答问题：样品 4 与样品 3 的数据轨迹有何不同？并回答原因。

5．单击样品切换符号">"选择样品 5，为密度不同的多体素样品。单击"扫描"按钮，观察正弦图动态填充过程。回答问题：样品 5 与样品 1，2，3，4 的数据轨迹有何不同？并回答原因。

6．单击样品切换符号">"选择样品 6，为密度不同的模块样品。单击"扫描"按钮，观察正弦图动态填充过程。回答问题：样品 6 的数据轨迹有何不同？并回答原因。样品 1～6 及其正弦图如图 31-2 所示。

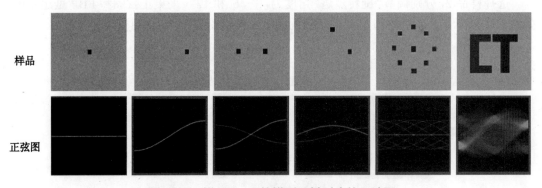

图 31-2　样品 1～6 的模型及其对应的正弦图

7．由上述步骤，总结得出正弦图的含义。

（三）反投影重建过程和重建效果

1．在步骤（二）第 6 步的基础上，单击"重建"，此时默认为 BP 算法，观察图像重建的过程。重建完成后，观察图像与样品在边缘上的差异。

2．选择 FBP 算法，单击"重建"，观察图像重建的过程。重建完成后，观察图像与用 BP 算法重建图像的差异，并思考原因。

3．分别对样品 1 到样品 5 采集正弦图后，分别应用 BP 和 FBP 算法重建得到图像，并对比图像效果。

4．基于上述步骤，总结 BP 和 FBP 算法对重建图像效果的差异（文末彩图 31-3）。

（四）旋转总角度对结果的影响

选择样品 2，分别调节"旋转角度"为 90°，270° 和 360°，采集正弦图和 FBP 重建图像，如图 31-4 所示。分别观察与 180° 时的正弦图和重建图像的差异，并说明原因。

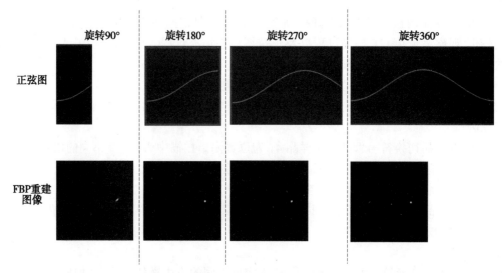

图 31-4　样品 2 在不同旋转角度下的正弦图和 FBP 重建图像的比较

（五）旋转步进角度对结果的影响

选择样品 2，分别调节"旋转步进"角度为，3°，6° 和 12°，采集正弦图和 FBP 重建图像，如图 31-5 所示。分别观察与 1° 时的正弦图和重建图像的差异，并说明原因。

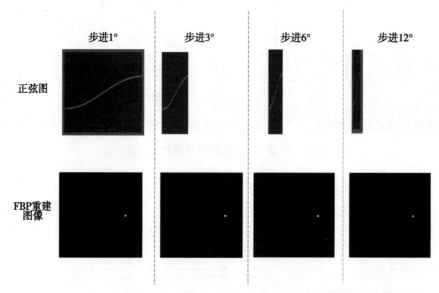

图 31-5　样品 2 在不同步进角度下的正弦图和 FBP 重建图像的比较

对比（四）和（五）的正弦图，尽管旋转角度和步进角度都会影响正弦图数据，但二者影响的规律是否相同？试给出说明。

（六）选做实验

1. 同学可以保存模拟采集的原始正弦图数据，自行应用 iradon 函数在 Matlab 或 Python 环境下编程重建图像。

2. 应用单机版软件，同学可自行设计样品，经数据采集后并重建图像。

五、结果与数据处理

1. 操作并记录样品 1 到样品 5 在旋转角度为 360° 时的正弦图。思考单体素样品的位置不同，对正弦图的影响体现在哪里？

2. 任意选择一个样品，采用不同的旋转角度（90°，180°，270°，360°）扫描并用 FBP 重建图像，记录正弦图和图像，并说明不同旋转角度对正弦图和重建图像的影响。

3. 任意选择一个样品，采用不同的步进角度（1°，3°，6°，9°，18°）扫描并用 FBP 重建图像，记录正弦图和图像，并说明不同步进角度对正弦图和重建图像的影响。

六、思 考 题

1. 简述笔形束 CT 的原始数据采集步骤和正弦图填充过程。

2. 简述正弦图的含义，着重关注正弦图横坐标和纵坐标的意义。

3. 为什么需要在反投影之前对投影数据进行滤波？

（汪红志）

实验三十二 X-CT 窗口技术

一、实验目标

（一）知识目标

1. 通过实验加深对窗口技术的理解。
2. 了解不同的窗位、窗宽对图像的影响。

（二）素质目标

1. 习惯于思考、善于思考，能透过现象看本质。
2. 提升分析问题、解决问题的能力。

二、实验器材

计算机、"X 射线影像仿真实验"软件。

三、原理及软件介绍

经扫描获取的像素 CT 值数字矩阵直接转换成的图像，往往不能直接被临床应用，必须对图像加工处理之后，才能转变为可利用的图像。"窗口技术"便是图像处理技术中最典型的一种。所谓窗口技术是指放大某段范围内灰度的技术，即把生物体中与被观察组织的 CT 值范围相对应的灰度范围定为放大的灰度范围，把放大灰度范围的上限增强为全白，把放大灰度范围的下限压缩为全黑，这样就放大或增强了局部灰度范围内不同灰度之间黑白对比的程度。如图 32-1 所示：这个被放大或增强的灰度范围称为窗口（window），放大的灰度范围上下限之差称为窗宽（window width），放大的灰度范围的平均值，即所放大灰度范围的灰度中心 CT 值称为窗位（window level）。如果用 CT 值表示，则：

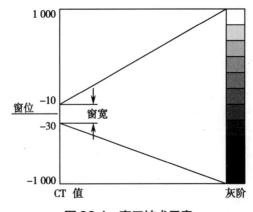

图 32-1 窗口技术示意

$$\text{窗宽} = CT_{max} - CT_{min}$$

$$\text{窗位} = \frac{CT_{max} + CT_{min}}{2}$$

要观察的病变组织不同,应选择的窗位、窗宽也不同,需根据理论并结合经验选择合适的窗位、窗宽。

实验界面如图 32-2 所示,包括原始图像输入及显示、窗宽窗位值输入、功能按钮、输出图像显示窗口等。本实验软件提供了 2 组图像,第 1 组图像共 9 幅,名为 aa、bb、cc、dd、ee、ff、gg、hh、ii,为真实 CT 像还原而得的低值图像;第 2 组是用软件制作的按一定灰度分布的数字图像。建议时间有限的情况下,对第 1 组 CT 像进行开窗口实验。输出图像窗口提供了 3 个,便于比较效果,更快更好调节。其中部分图像可建议学生开双窗口。通过本实验可掌握窗口技术。

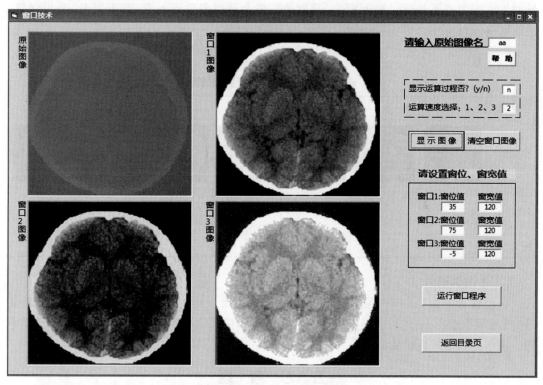

图 32-2 窗口技术实验界面

四、内容与步骤

(一)基本实验部分

1. 扫描本实验提供的二维码,根据所提供的路径获取"X 射线影像仿真实验"应用程序,运行仿真软件。

2. 点击"X-CT 窗口技术"进入窗口技术实验界面,如图 32-2 所示,熟悉界面。

3. 在"请输入原始图像名"文本框中输入原始数字图像名(参见"帮助"),窗口 1、窗口 2、窗口 3 的"窗位值""窗宽值"文本框中分别输入数值,点击"运行窗口程序"开始运行。屏幕提示:"正在运行程序　　请稍等!"

4. 运算完毕,屏幕上显示"程序运行结束⋯⋯"对话框。

5. 点击"显示图像"按钮,在窗口1、窗口2、窗口3Picture框中将显示运行结果,如图32-2所示。

提示:为便于比较,通过试选,在初步找到较合适窗位、窗宽的基础上再进行细调时,窗位、窗宽值可保持一个量不变的情况下,调节另一个量。

6. 重复第3~5步,给表32-1中各图开窗口,输入不同的原始图像名,选择不同的窗位、窗宽,运行窗口程序,观察运行结果,为每个原图找出你认为最理想的窗位、窗宽填入表32-1中。可选择几幅图像开双窗口或三窗口,如表32-1中所示,体现一幅断层像根据不同需要,在不增加照射的情况下,通过后处理实现多种用途(调节窗位、窗宽的过程中,思考:为什么图像偏黑或偏白?为什么对比度不够高?为什么图像看起来有些粗糙?应当怎样有针对性地调节而不是盲目输入窗位、窗宽值?学会透过现象看本质,善于思考、分析问题,进而解决问题)。

7. 点按"返回目录页"按钮,退到目录窗口,再按"结束"按钮结束基本实验部分。

表32-1　不同CT像开窗口情况

图像名	aa	bb	cc		dd		ee	ff	gg	
原图像										
窗位			1	2	1	2			1	2
窗宽										

(二)选做部分

自己设计并编写一个"窗口技术"应用软件(所用工具软件自选)(体现"高阶性、创新性、挑战度"的部分,有助于养成良好的自我学习和信息获取能力,培养勇于探究的科学素养。可作为课后扩展挑战自我)。

五、思 考 题

1. 如何理解窗位、窗宽?

2. 窗位高、低对图像灰度有何影响?

3. 窗宽的宽、窄对CT像有何影响?

4. 如果你尝试了选做部分,谈谈你的收获有哪些?

(张瑞兰)

实验三十三　几种后处理技术比较

一、实 验 目 标

（一）知识目标

1. 通过本实验了解 CT 影像再加工处理的必要性。

2. 了解几种图像后处理技术的基本原理。

（二）素质目标

1. 通过比对不同后处理方法对图像的影响，培养精益求精的科学作风。

2. 培养发现问题和分析问题的抽象思维能力。

二、实 验 器 材

计算机、"X 射线影像仿真实验"软件。

三、原理及软件介绍

（一）原理

CT 图像的后处理技术，是根据一定的数学方法应用计算机技术和电子技术，对已获取的像素 CT 值数字矩阵进行有目的的再加工处理，使图像能被方便识别辨认，以利快速地获取准确诊断信息的技术。

图像后处理技术中除典型的窗口技术外，常用的再加工处理有：对图像的加、减、过滤、局部放大或缩小、直方图处理等。其中对图像的过滤处理是更为有用的一种。图像过滤的基本原理是在处理图像矩阵中的每一像素值时，都要考虑该像素和与之相邻的各像素之间的关系，并通过一定的数学计算得出该像素的新数值。通过不同的数学计算会获得不同的过滤效果。本实验介绍了 4 种常用的滤波技术，分别是平滑滤波、阴影滤波、轮廓滤波和边缘增强滤波。图 33-1 所示是对一典型的 3×3 图像矩阵像素值的过滤处理。其中 A、B、C、D、E、F、G、H、I 分别为各点所对应的像素值，E' 为对应于 E 的经过滤波处理后的像素值。

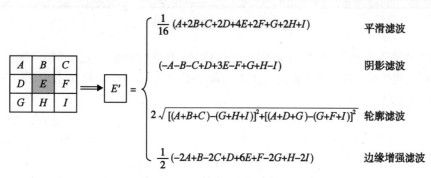

图 33-1　几种后处理技术数学模型

除滤波外，本实验还对原图像进行了灰度反转、镜像、旋转、相加减等处理。所谓灰度反转，就是黑变白，白变黑，黑白颠倒。每一个像素的像素值不与周围相邻像素发生关系，只是用 255 分别减去各像素所对应的灰度值，即可得到新的灰度分布，实现灰度反转。

（二）软件介绍

本实验软件包括后处理技术一、后处理技术二、后处理技术三、后处理技术四 4 个界面，可进行多种后处理技术实验。

四、内容与步骤

（一）基本实验部分

1. 打开计算机。

2. 扫描本实验提供的二维码，根据所提供的路径获取"X 射线影像仿真实验"应用程序。

3. 运行"X 射线影像仿真实验"应用程序。

4. 在实验动画片头中，点击"开始"进入目录页，在目录页中点击"几种后处理技术比较"，进入实验环境，界面如图 33-2 所示，熟悉界面。

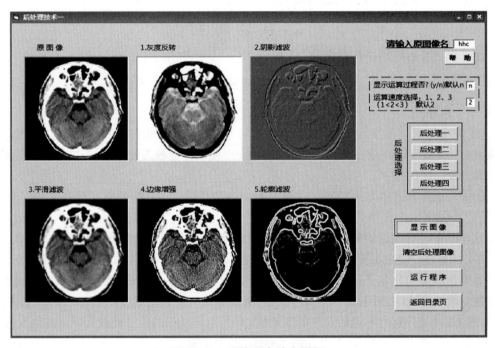

图 33-2　后处理实验主界面

5. 在"请输入原图像名"Text 框中输入物体名（参见"帮助"），点击"显示图像"按钮显示原图，再点击"运行程序"开始运行 CT 影像后处理技术程序。屏幕上提示："正在运行程序　请稍等！"

6. 运算完毕，显示"程序运行完毕……."，点击"显示图像"键显示处理结果。在 6 个 Picture 框中将分别显示原图像及灰度反转、阴影滤波、平滑滤波、边缘增强、轮廓滤波 5 种后处理图像，如图 33-2 所示。观察比较各种后处理效果的优缺点。

7. 重复第 5、6 步，对其他 CT 影像和一些数字图形图像进行各种后处理。观察、比较、总结各种后处理技术的优点。

8. 点击"后处理二"进入镜像、旋转等处理界面，如图33-3所示。

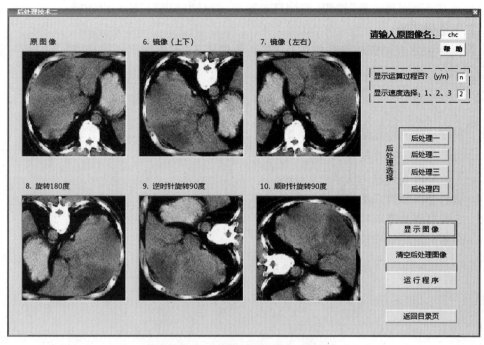

图33-3 后处理技术二实验界面

9. 输入图像名，显示图像，运行程序，观察结果。

10. 点击"后处理三"进入加减处理界面，如图33-4所示。

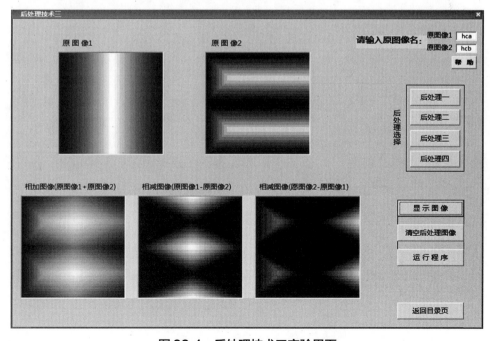

图33-4 后处理技术三实验界面

11．输入图像名，显示图像，运行程序，观察结果。

12．同样方法进入"后处理四"进行相应操作。

13．点按"返回目录页"按钮，退到目录窗口，再按"结束"按钮结束实验。

（二）选做实验

（根据学生掌握知识程度酌情进行）在老师指导下，基本明确程序思路，并能仿照原程序，自己设计、编写"后处理技术"软件。

五、思 考 题

1．灰度反转的特点是什么？

2．阴影滤波的特点是什么？

3．平滑滤波的特点是什么？

4．轮廓滤波的特点是什么？

5．边缘增强滤波的特点是什么？

6．简述上述后处理技术的本质。

（刘迎九）

实验三十四　Ａ型超声诊断仪的基本原理及其应用仿真实验

一、实　验　目　标

（一）知识目标

1. 通过仿真实验加深对 A 型超声诊断仪基本原理的理解。
2. 掌握 A 型超声诊断仪的测距原理。
3. 学会用 A 型超声诊断仪测量介质的声阻抗。
4. 加深理解超声波和超声波传播的特性。

（二）素质目标

1. 培养学生严谨的科学态度。
2. 培养学生自我学习的习惯和能力。

二、实　验　器　材

计算机，"A 型超声诊断仪基本原理及其应用"软件。

三、原理及软件介绍

A 型超声基本原理、A 型超声测距基本原理及声阻抗测量方法介绍请参阅实验十。

本实验软件是利用 Flash Builder 4 软件编写，运行后出现实验仪器、步骤及实验说明介绍页面，由该页面可进入实验环境。实验主界面如图 34-1 所示，同时显示了仿真 A 型超声诊断仪、模拟实验水槽和测量记录三大部分。可通过点击仿真 A 型超声诊断仪相应按钮，选择超声频率以及调节"聚焦""辉度""增益"及"抑制"。在模拟实验水槽显示部分，挡板或有机玻璃块用鼠标进行拖移。点击"I"按钮显示标尺，点击"H"按钮保持显示。始波强度、反射波强度和测量位置时标值在示波器下方实时显示。记录相应数据填入实验环境界面的表中后，程序自动给出相应的测量值及该次测量的相对误差。该软件可进行仿真超声测量距离、超声测量厚度、超声声速和声阻抗等实验项目。

四、内容与步骤

1. 打开计算机。
2. 扫描本实验提供的二维码，根据所提供的路径获取"A 型超声诊断仪基本原理及其应用"应用程序。
3. 运行"A 型超声诊断仪基本原理及其应用"应用软件。
4. 首先出现实验仪器、步骤及实验说明介绍页面，仔细阅读至最后一页"模拟实验说明"，再点击该页面进入实验环境，出现如图 34-1 所示界面。

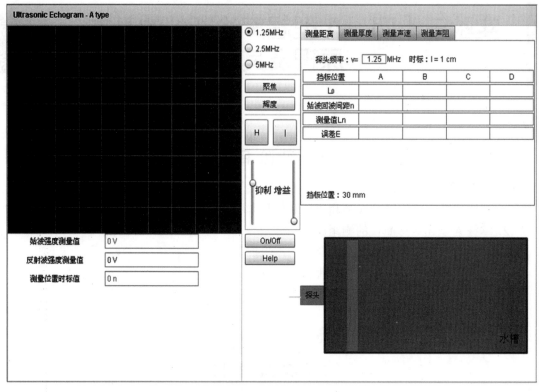

图 34-1　实验环境界面

5. 点击"On/Off"按钮,调节"辉度"及"聚焦"按钮使波形清晰,亮度适中。调节"增益"及"抑制"按钮,此过程中要仔细观察,正确判断一次回波和二次回波,并尽可能使二次回波消失。频率选择可置于1.25MHz(或2.5MHz或5MHz)。

6. 测量距离

(1)探头频率选择1.25MHz,调节水槽中挡板位置,分别置于距离为A、B、C、D处,点击"I"按钮显示标尺,移动标尺位置并记录显示屏上始波与回波之间的读数 n,填入表34-1中,程序自动给出相应的测量值及该次测量的相对误差。

(2)探头频率分别选择2.5MHz及5MHz,重复上述实验步骤。

7. 测量待测物体厚度

(1)调节待测物(有机玻璃块)于水槽中任一位置。探头频率选择1.25MHz,观察两端面的反射回波,记录在荧光屏上的位置,填入表34-2中。程序自动给出被测量物的厚度及此次测量的相对误差(有机玻璃的声速为 $c = 2\ 734\text{m}\cdot\text{s}^{-1}$)。

(2)探头频率分别选择2.5MHz及5MHz,测量待测物体同一位置,观察反射回波幅度的变化,即超声波在传播过程中频率对超声波强度衰减的影响。

8. 测量超声波在待测物中的声速　将有机玻璃块的厚度10cm作为已知数,重复步骤6(1),测出待测物两界面回波之间的距离,填入表34-3中,程序自动给出超声波在待测物中的声速。改变有机玻璃块在水槽中的位置,重复测量4次。最后程序自动给出4次测量声速结果的平均值。

9. 测量声阻抗　测出水与空气交界面反射回波幅度,将被测物体放置水槽的上方代替空气,测出水与被测介质交界面反射幅度,填入表 34-4 中。程序自动给出被测物的声阻抗(水的声阻抗为 $Z_0 = 1.45 \times 10^6 kg \cdot m^{-2} \cdot s^{-1}$)。该步骤重复 3 次,最后程序自动给出 3 次测量结果的平均值。

10. 关闭程序,结束实验。

五、结果与数据处理

1. 测量距离

表 34-1　测量距离

探头频率：$v =$ _____MHz　　　时标：$I =$ _____cm

挡板位置	A	B	C	D
L_0/cm				
始波回波间距 n				
测量值 L_n/cm				
误差 $E = \dfrac{\|L_0 - L_n\|}{L_0} \times 100\%$				

2. 测量物体厚度

表 34-2　测量物体厚度

探头频率：$v =$ _____MHz　　　时标：$I =$ _____cm　　　$c_{有机玻璃} = 2\,734 m \cdot s^{-1}$

被测物	L_a/cm	L_b/cm	$L_1 = \|L_b - L_a\|$/cm	L_2/cm	$E = \dfrac{\|L_0 - L_2\|}{L_0} \times 100\%$
长					
宽					
高					

3. 测量声速

表 34-3　测量声速

探头频率：$v =$ _____MHz　　　时标：$I =$ _____cm　　　$c_{水} = 1\,450 m \cdot s^{-1}$

测量次数	待测物厚度/cm	回波间距/cm	声速 $c_{待测物}$/m·s^{-1}	声速平均值 $\bar{c}_{待测物}$/m·s^{-1}
1				
2				
3				

4．测量声阻抗

表 34-4　测量声阻抗

水的声阻抗：$Z_0 = $ _____ $kg \cdot m^{-2} \cdot s^{-1}$

测量次数	反射幅度 P_{r_0}	反射幅度 P_{r_x}	声压反射系数 r_p	声阻抗 Z_x	声阻抗平均值 $\overline{Z}_x/kg \cdot m^{-2} \cdot s^{-1}$
1					
2					
3					

六、思　考　题

1．超声测距是以超声波的哪些物理特性为依据的？

2．第一次回波的许多杂波是怎样产生的？为什么调节增益、输出、抑制可以使二次回波减小或消失？

3．超声测量中，为什么一定要在探头和被测物体表面之间涂上水或石蜡等耦合剂？

（吴小玲）

实验三十五　Ｂ型超声波成像原理

一、实 验 目 标

（一）知识目标
1. 通过实验加深理解 B 型超声波成像的基本原理。
2. 感受辉度调制方式显示超声回波。
3. 了解电子扫描在成像中的作用。

（二）素质目标
1. 养成良好的学习习惯，提高分析问题的能力。
2. 培养勇于探究的科学精神和创新意识。

二、实 验 器 材

计算机、"B 型超声成像原理"软件。

三、原理及软件介绍

（一）原理

B 型超声成像是将人体组织声特性阻抗的变化转换成一个二维矩阵，通过对空间进行扫描形成的平面结构与之一一对应，用位置编码记录超声波传播方向上的有关信息，对被成像的人体组织进行定位，深度的信息则根据脉冲发射与回波之间的时间差计算并获取。

1. 声束扫描　声束掠过某剖面的过程称为扫描。起初 B 型超声成像采用手动和机械扫描，即探头或声束的移动是手动和机械控制运动。在线阵式、面阵式探头开发出来后采用了电子扫描，大大提高了扫描速度。电子线性扫描是以线阵式探头为基础，以电子开关或全数字化系统控制阵元组顺序发射来实现的。阵元数从 40、120 发展到 256、400 等。每次发射和接收声波时将若干个阵元编为一组，由一组阵元产生一束扫描声束，并接收信号，然后由下一组阵元发射下一束，并接收。扫描声束发射按阵元组顺序，相当一个声束线性平移，进行扫描。

现代 B 型超声成像仪可通过连续不断地扫描，观察运动性脏器二维形态的动态情况，满足实时动态显示运动性脏器（心脏）二维形态的 B 型超声成像，也称二维超声心动图。

2. 辉度调制　B 型超声采用辉度调制方式显示图像，即每次接收到的回波信号经过处理后加在显示器 z 轴上，调制其亮度。探头阵列发射扫描声束，各个不同位置的深度方向所有界面的反射回波送至显示器，对应图像上一个个光点，光点的强弱代表回波信号幅度的大小。当一帧扫描完成，便可得到一幅超声束所在平面的二维超声断面图像。

3. 空间定位　B 型超声成像是使深度方向所有界面反射回波，以光点的形式在显示器垂直扫描线上显示出来（y轴表示脏器深度），多个界面的回波形成一系列垂直亮点，由y通道的扫描电压锯齿波完成。随着扫描声束的运动，每条垂直扫描线上都有一系列反射超声波，使之按时间先后顺序在显示器水平轴上显示出来（x轴表示脏器水平位置），由x通道的扫描电压锯齿波实现（即帧扫描），而帧扫描则一定要和扫描声束的实际位置严格对应（为何B型超声成像中帧扫描则一定要和扫描声束的实际位置严格对应？同学们可带着问题进行实验，探究空间定位的意义，夯实超声成像基础，将来为我国影像创新发展做贡献）。

（二）软件介绍

本实验软件是利用Flash Builder 4软件编写。运行后出现仿真实验说明页面，由该页面可进入实验环境。实验主界面如图35-1所示，同时显示了仿真示波管、模拟胎儿和相应按钮。在界面上可显示X扫描锯齿波和Y扫描锯齿波，并可对扫描同步与否进行选择，扫描速度也可调节。

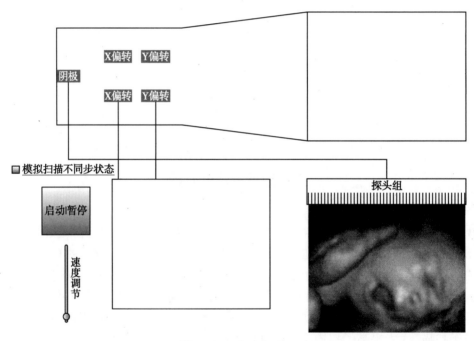

图35-1 实验主界面

四、内容与步骤

1. 扫描本实验提供的二维码，根据所提供的路径获取"B型超声波成像原理"应用程序。

2. 运行"B型超声波成像原理"应用程序。

3. 出现如图35-1所示界面，点击"启动｜暂停"按钮开始B型超声成像仿真，文末彩图35-2所示为成像仿真过程中的截图。

4. 扫描声束发射按阵元组顺序，相当一个声束线性平移。文末彩图35-2上部为示波管成像示意图，阴极连接探头，每次接收到的回波信号经过处理后加在显示器z轴（阴极）上，根据回波幅度调节电子束的强度来调制其亮度。我们用颜色标识，颜色越亮电子束强度越大，成像点越亮；颜色越暗电子束强度越小，成像点越暗。

5. 文末彩图 35-2 下左为加在 x 和 y 通道的扫描电压锯齿波形示意图。红色表示 x 通道扫描电压,周期较长,和探头组切换同步,蓝色表示 y 通道扫描电压,和单探头回波时间同步。图像中 y 轴表示回波深度,x 轴对应声束扫描的位置,由此合成一幅矩形超声断面图像。

6. 拨动"速度调节"滑块可以改变成像速度的快慢。

7. 选择"模拟扫描不同步状态",点击"启动｜暂停"按钮则可以观察扫描参数选择不当所产生的失真。当帧扫描与扫描声束的实际位置不严格对应时,如帧扫描周期已完成,而扫描声束的实际位置没结束,则显示的是失真断面图像。

8. 关闭程序,结束实验。

五、思　考　题

1. 比较 M 型超声与 A 型、B 型超声的相同之处。

2. 如何理解图像翻转和图像冻结?

3. 在超声成像技术的 3 个物理假定基础上,理解超声伪像是如何形成的?

（吴小玲）

实验三十六　超声在人体中的衰减与分辨力仿真实验观察

一、实 验 目 标

（一）知识目标

1. 理解超声衰减的机理。

2. 通过观察不同的频率对不同深度人体组织所成的图像，掌握超声在人体中衰减与频率及深度的关系。

3. 理解衰减补偿的机理及特点。

（二）素质目标

1. 养成规范操作的良好习惯。

2. 培养动手能力和创新意识。

二、实 验 器 材

计算机、"超声在人体中的衰减与分辨力仿真实验观察"软件。

三、原理及软件介绍

（一）原理

1. 超声波的衰减　超声在人体组织中传播时，随着距离的增加强度降低称为衰减。衰减的机理很复杂，因为不同的波形在不同的组织中遵循不同的衰减规律，但总体上可以分为两类，一类称为吸收衰减，它的本质是声能转化为其他形式的能量。吸收机制主要由于介质黏滞性，介质质点运动时相互产生弹性摩擦而使一部分声能变成了热能，产生黏滞吸收。也可能通过介质的传导把一部分热能辐射出去，称为弛豫吸收或热传导吸收。目前从微观角度的研究还认为，在生物体软组织中蛋白质成分的张弛过程是引起吸收的一个重要因素。另一类是由于声束本身的扩散使单位面积中的能量下降，比如产生的反射、折射与散射的结果使能量不再沿原来的方向传播，使原来传播方向上的声强减少，而超声的总能量并没减少。实验表明衰减规律为

$$I = I_0 e^{-\alpha x}$$

α 为声强衰减系数，单位 mm^{-1}，可以证明 $\alpha = \beta f_{MHz}$；β 为衰减系数，单位：$\mu s \cdot mm^{-1}$，不同生物组织 β 不同，所以衰减规律为：$I = I_0 e^{-\beta f_{MHz} x}$。表 36-1 给出了生物组织的超声衰减系数。可以看出，随频率与深度增加衰减很快增加，衰减快慢用 $dB \cdot (MHz \cdot cm)^{-1}$ 表示。把人体软组织的平均衰减系数取为 $1 dB \cdot (MHz \cdot cm)^{-1}$。在 $1 \sim 15MHz$ 范围，人体组织对超声波的吸收系数几乎与频率成正比，是制约深度测量的重要因素。

2. 分辨力、频率与深度　分辨力是描述成像系统能分辨空间尺寸的能力，即能把两点

区分开的最短距离,超声成像的分辨力有横向分辨力和轴向分辨力,前者指垂直于声束方向上的分辨力,后者指沿波传播方向的分辨力。从分辨力角度,频率越高,波长越短,声束的指向性越好。在近场时距离近,发散角小,横向和纵向分辨率都提高。但从穿透深度的角度看,工作频率越高,衰减呈正比增加,使探测深度减小。所以在实际中只能在深度与频率之间综合考虑得到最佳选择。比如在眼科中深度小(不足10cm),可选较高频率以得到好分辨率,一般用10MHz。如在腹部因穿透距离大(20cm左右),只能用较低的频率,B型超声中通用频率为3.5MHz。目前一般用动态频率扫描器,就是使扫描器发射频率能随探测深度不同而改变。

表 36-1　生物组织的超声衰减系数

人体组织	衰减系数 /$\mu s \cdot mm^{-1}$	频率范围 /MHz
眼球玻璃体液	0.10	6～30
血液	0.18	10
脂肪	0.63	0.8～7.0
延髓(顺纤维)	0.80	1.7～3.4
脑	0.85	0.9～3.4
肝	0.94	0.3～3.4
肾	1.00	0.3～4.5
脊髓	1.00	1.0
延髓(横越纤维)	1.20	1.7～3.4
肌肉(顺纤维)	1.30	0.8～4.5
心肌	1.80	0.3～4.5
眼球晶状体	2.00	3.3～15
肌肉(横越纤维)	3.30	0.8～4.5
颅骨	20.00	1.6
肺	41.00	1.0
软组织(平均)	0.81	

3. 衰减补偿　由于超声波的衰减,使得处于不同深度的相同组织采集到不同强度的信号,不能客观反映生物组织的真实状况。一般用增益补偿来弥补。由表 36-1 可以看出,在一般组织中衰减系数差别不大。为简单计,假设各种介质中的衰减系数均匀一致,以此为前提确定增益补偿。但实际情况是差别不大并不是无差异,均按一个标准进行增益补偿,对于衰减系数小的会形成"过补偿"而形成强回声区,产生伪像,比如声束经膀胱后,由于尿液衰减系数小而没有多少减弱,形成过补偿呈现强回声。又如对吸收系数大的如大量纤维组织等,使其后方形成弱回声区而产生"衰减型声影"伪像。

(二)软件介绍

本软件通过对人体用超声成像仪实际操作的摄影、录像、屏幕截图及动画模拟组合形成。介绍了彩色超声诊断仪的结构,充分利用多媒体手段,通过图片和动画剖析了彩色超声诊断仪的成像及诊断原理,既有模拟动画的原理展示,又有实际仪器的动态扫描过程,模拟了对身体各组织包括软组织、身体各器官、腺体、血管及血流的成像诊断原理,探头和仪器参数选择的效果和必要性,展示了相应的图像。

四、内容与步骤

1. 打开计算机。

2. 扫描本实验提供的二维码,根据所提供的路径获取"超声在人体中的衰减与分辨力仿真实验观察"应用软件。

3. 运行"超声在人体中的衰减与分辨力仿真实验观察"软件,进入实验界面,如图 36-1 所示。

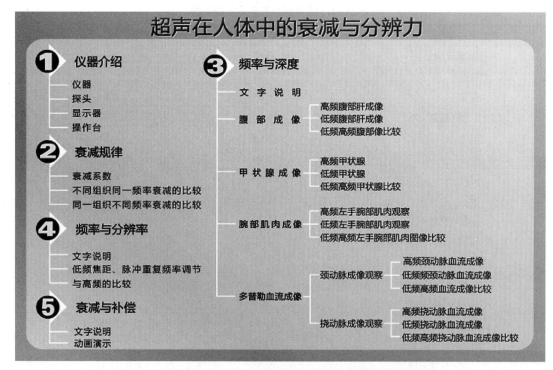

图 36-1 超声在人体中的衰减与分辨力仿真实验观察主界面

4. 点击"仪器介绍"下各部分,了解超声诊断仪的构造组成。

5. 点击"衰减规律"各按钮,了解人体组织超声衰减系数、衰减特点。画面中选取颅骨、软组织、心肌、血液 4 种衰减系数差别较大的不同组织,做出低频和高频情况下的衰减曲线,又分别做出这,4 种组织在不同频率下的衰减曲线进行比较,使大家了解超声衰减与组织和频率密切相关。

6. 点击"频率与深度"各按钮,观察、比较用高频线阵探头、低频凸阵探头分别对深部组织(比如肝脏)成像;对浅表(手腕皮下肌肉、甲状腺)成像,对颈动脉血管、桡动脉血管成像。由所成图像可见,当用 C5-2 探头,将频率调到 3.5MHz 能使肝脏很好地成像,如改用 L12-5 高频超声波,成像过程显示穿透 5～7cm 后基本无信号。研究表明,在 1～15MHz 范围人体组织对超声波的吸收系数几乎与频率成正比,是制约深度测量的重要因素。虽然高频声束方向性好,分辨率高,由于衰减与频率呈正比的原因,对于必须使用低频的深处测量,尽量通过其他的辅助手段提高分辨率。在成像实际中,只能在深度与频率之间综合考虑得到最佳选择,所以改变探头频率用于不同深度的组织成像是超声成像的特色之一。

7.点击"频率与分辨率"中各按钮,观察用低频探头对浅表部位成像,理解和分析低频穿透性好、信号损失小但并不适用浅表部位的原因。界面显示的是用低频探头对甲状腺成像,虽经调焦距、调节重复频率、拉伸、放大等各项措施仍得不到清晰的图像,与其花大力气来提高成像质量,不如换为高频直接成像。频率低,声束发散角大,指向性差,分辨率低,噪声大,虽然焦距可调节,但效果也不好;频率高,波长短,声束的指向性越好。在近场时距离近,发散角小,横向和纵向分辨率都提高。在实际中只能在深度与频率之间综合考虑以得到最佳选择。

8.点击"衰减与补偿"各按钮,超声成像是回波成像,由于衰减的存在,浅部回波强,深部回波弱,不能真实反映组织情况,必须补偿。动画给出了补偿的原理,补偿是一个非常复杂的过程,在仪器设计与制作中常常为了简单,假设人体中各组织的吸收系数均匀一致,这就产生了补偿不足和过补偿伪像,通过分析正常组织与患病组织伪像的差别也可以进行临床辅助诊断。所以掌握伪像产生的机理、正确分析伪像对解决临床实际问题有重要意义。请注意观察补偿不足和过补偿图像,分析其形成的原因。

五、思 考 题

1.超声成像仪主要由哪几部分构成?

2.为什么超声衰减影响穿透深度,如何处理该问题从而使不同深度的组织都能很好成像?

3.为什么低频探头不能很好地对浅表组织成像,高频探头不能很好地对深部组织成像?试解释实验中给出的图像。

4.为什么不同组织超声衰减系数不同是超声组织成像的基础?为什么利用各组织吸收系数基本一致为前提进行衰减补偿是可行的,欠补偿与过补偿的存在只要认识清楚并不会影响诊断,甚至有助于诊断?

（王广新）

实验三十七　亥姆霍兹线圈磁场及梯度磁场的调节与测量

一、实 验 目 标

（一）知识目标

1. 了解亥姆霍兹线圈磁场与梯度磁场的特点。

2. 学习仿真测量亥姆霍兹线圈磁场与梯度磁场的方法。

（二）素质目标

1. 培养勇攀高峰，敢为人先的创新精神；追求真理，严谨治学的求实精神。

2. 激发科技报国的家国情怀和使命担当。

二、实 验 器 材

计算机、"亥姆霍兹线圈磁场及梯度磁场的调节与测量"仿真实验软件。

三、原理及软件介绍

原理请参阅实验十九。

仿真实验主界面如图37-1所示，点击"仿真"按钮进入实验界面，如图37-2所示。

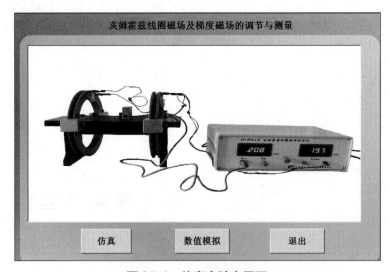

图 37-1　仿真实验主界面

选择线圈电流方向，选反向，可模拟梯度实验测量；选同向，可模拟亥姆霍兹线圈磁场测量。

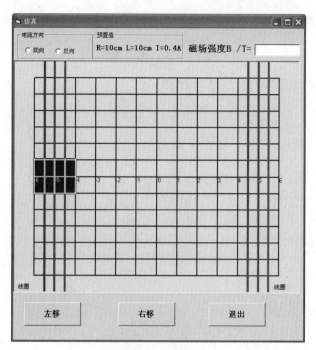

图 37-2　实验界面

　　另外,点击仿真实验主界面上的数值模拟也可进行 I、d 和 R 其他数值的模拟实验,进行绘图,观察 B-x 曲线。

四、内容与步骤

　　1. 打开计算机。

　　2. 扫描本实验提供的二维码,根据所提供的路径获取"亥姆霍兹线圈磁场及梯度磁场的调节与测量"仿真实验软件。

　　3. 运行"亥姆霍兹线圈磁场及梯度磁场的调节与测量"软件,如图 37-1 所示。

　　4. 点击主界面上的"仿真"按钮进入实验界面,如图 37-2 所示。

　　5. 亥姆霍兹线圈轴线上各点磁感应强度测量　将线圈 A 与线圈 B 之间间距调节到与线圈半径相等,即 $d=R=10\text{cm}$,选择两线圈通同样方向电流,电流为 $I=400\text{mA}$ 时,左右移动毫特计探头(蓝色方块),测轴线上各点的磁感应强度值 B,数据计入表 37-1 中。

　　6. 梯度磁场的设计　使两线圈间距为 $d=R=10\text{cm}$,选择两线圈中的电流方向相反,电流为 $I=400\text{mA}$ 时,左右移动毫特计探头(蓝色方块),测量轴线上各点的磁感应强度值 B 值,数据计入表 37-1 中。

表 37-1　磁感应强度 B 与位置 x

	x/cm	-5	-4	-3	-2	-1	0	1	2	3	4	5
B/mT	电流同向											
	电流反向											

画出两线圈电流同向时的 $B\text{-}x$ 曲线；画出两线圈电流反向时的 $B\text{-}x$ 曲线。

五、思 考 题

简述亥姆霍兹线圈磁场与梯度磁场的应用。

（刘东华）

实验三十八　连续谱磁共振

一、实　验　目　标

（一）知识目标

1．了解磁共振现象及其原理，掌握通过调节射频频率或主磁场强度得到 ^{1}H、^{19}F 磁共振信号的方法。

2．学习一种测量磁场强度的方法，学会测量原子核的磁旋比 γ_F、g 因子和核磁矩。

（二）素质目标

1．培养勤于实践的能力。

2．培养良好的逻辑思维能力。

二、实　验　器　材

计算机、"连续谱磁共振实验"软件。

三、原理及软件介绍

（一）原理

1．磁共振原理　置于主磁场 B_0 中的氢核，其磁矩相对于磁场有正平行和反平行两个取向，在磁场中旋进产生附加能量 $\Delta E = \pm\dfrac{1}{2}g\mu_N B_0$（反平行磁矩取正号），叠加于原基态能级 E_0 之上使 E_0 分裂为 2 个能级，分裂的裂距 $A = g\mu_N B_0$。当射频脉冲（RF）频率满足关系式

$$h\nu_{RF} = A = g\mu_N B_0 = \frac{h\omega_N}{2\pi} \tag{38-1}$$

时，处在低能态核吸收该能量跃迁至高能态，称为共振吸收。由于高能级不稳定，它会回到正平行的状态，同时放出能量 $h\nu = A$，这个现象称为核磁共振。

2．共振吸收峰的测量技术（把理论转化为实际的实验观察）　实验仪器电路、组成及连接见软件"仪器的结构与连接"。从理论上讲，只要投射的 RF 射频量子满足关系式（38-1）就发生磁共振吸收。实际情况是若 RF 连续发送，会形成饱和，外界接收不到共振信号，即观察不到，见软件中的测量原理。如果射频频率不变，连续周期性改变主磁场强度，使磁共振间断发生，避免了饱和就能观察到共振吸收，这种方法称为扫场法。也可以连续改变 RF 频率，称为扫频法。本实验中用的是扫频法，比较简单。其方法是在主磁场 B_0 上叠加一个低频交变的弱磁场 B_m，氢核感受到的主磁场强度 $B_z^0 = B_0 + B_m$，B_m 用 50Hz 市电经降压获得，射频频率在小范围连续变化，见图 38-1 和仿真软件动画，给出了扫频法的原理。

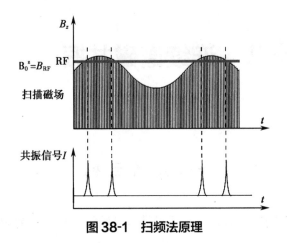

图 38-1 扫频法原理

3. 共振吸收峰产生原理 当探头振荡器的振荡频率近似等于共振频率时，射频磁场被样品吸收使振荡器停振，振荡输出幅度大幅度下降，大量处于低能态的原子核跃迁到高能态，高能态不稳定，返回低能态时把多余的能量以电磁波形式辐射出去，产生信号也由射频线圈接收。入射射频信号是高频（MHz）而辐射信号（由于裂距小）是低频信号（kHz），所以采集到的信号是高频率的射频吸收信号，被低频率的辐射信号所调制的复杂信号，一般经检波滤去高频得到低频共振吸收信号。

4. 李萨如图形形成原理 在双踪示波器的"X"处输入一小的 50Hz 交流电，将共振仪产生的经检波滤去高频的低频共振吸收信号加到示波器的"Y"轴，由于两个信号垂直叠加形成李萨如图形，实验表明此图形稳定性更佳，由两个形状对称的信号波形组成，它对应于调制磁场 B_z^0 一周内发生的两次核磁共振，如图 38-2 所示。如果调节移相器旋扭，相当于改变两个共振吸收信号间的相位差，由于 X 轴输入的是等幅振荡，所以当旋转移相器旋扭时可以看到两个图形平行移动，可以调节到屏的中央位置上并使两峰重合。

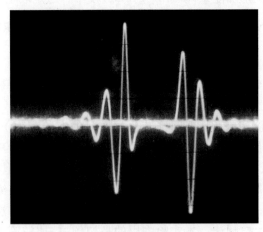

图 38-2 共振吸收峰的李萨如图形

（二）软件介绍

本软件通过对核磁共振仪实际操作的摄影、屏幕截图及动画模拟组合形成，再现了发射连续谱 RF 射频时产生共振吸收的实验现象和测量原理。例如由于饱和，宏观上观察不到原子核的微观共振吸收现象,使用边限振荡器和扫频法实现宏观显示,但原理不好理解。本软件利用多媒体的优势,用模拟动画演示了上述过程,学生很容易理解实验现象和测量原理。

四、内容与步骤

(一)基本实验部分

1. 打开计算机。

2. 扫描本实验提供的二维码,根据所提供的路径获取"连续谱核磁共振实验"仿真实验软件。

3. 运行"连续谱核磁共振实验"软件,呈现如图38-3所示的主界面。

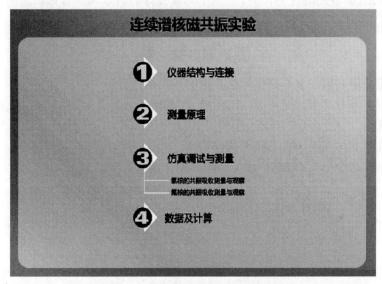

图38-3 连续谱核磁共振软件主界面

4. 点击"仪器结构与连接"进入相应界面,按照界面提示观察仪器的结构与连接、调试情况。

5. 点击"测量原理"进入相应界面,点击"氢核的共振吸收测量与观察",按照界面提示调整共振吸收信号到最大,记录有关数据。完成李萨如图形的调试与观察。

6. 点击"氟核的共振吸收测量与观察",按照界面提示调整共振吸收信号到最大,记录有关数据。完成李萨如图形的调试与观察。

7. 把测量数据填入表38-1,并计算仪器主磁场强度 B_0、氟核的磁旋比 γ_F、g_F 因子以及核磁矩 μ_{IF}。已知氢核磁旋比 $\gamma_F = 42.6\text{MHz}\cdot\text{T}^{-1}$。

表38-1 连续谱核磁共振实验数据

样品	最佳射频幅度 /V	调制磁场电流 /mA	共振频率 f/MHz	$B_z^0 \approx B_0$/T	磁旋比 γ_F	g_F	μ_{IF}
CuSO₄ 水溶液(H)							
聚四氟乙烯(¹⁹F)							

（1）由磁场中氢核的旋进频率等于射频脉冲的频率得

$$B_z^0 = \frac{\omega}{\gamma_H} = \frac{2\pi f}{\gamma_H} \approx B_0 = (\qquad) T$$

（2）由 $B_{zF}^0 = \frac{2\pi}{\gamma_F} f_F$ 得到 $\gamma_F = 2\pi \frac{f_F}{B_F} = \frac{f_F}{f_H} \gamma_H = (\qquad) MHz \cdot T^{-1}$

（3）由 $\mu_I = g_I \frac{\mu_N}{h} L_I$ 和 $\mu_I = gI\mu_N$ 得到 $g_F = \gamma_F \frac{\eta}{\mu_N}$

（4）由 $L_I = \eta I$ 得到 $\mu_I = g_I I \mu_N$

（二）选做部分

应用医学物理学中的知识，通过编写程序实现李萨如图形，与本实验中观察到的李萨如图形进行对比（体现高阶性的部分，有助于养成良好的自学和综合知识运用能力，培养勇于探究的科学素养）。

五、思 考 题

1. 什么是核磁共振现象？产生核磁共振的条件是什么？

2. 什么是扫场法？什么是扫频法？为什么主磁场上要叠加周期变化的弱磁场才能实现扫频或扫场？

3. 简述核磁共振探头中样品线圈的作用。

4. 通过选做部分学习，对李萨如图形的形成有哪些认识？

（赵　强）

实验三十九　核磁共振基础仿真实验

一、实 验 目 标

（一）知识目标

1. 了解核磁共振的硬件条件和技术条件。

2. 熟悉核磁共振信号产生的本质原理及物理机制。

3. 掌握核磁共振信号的检测方法以及拉莫尔频率的测量方法。

（二）素质目标

1. 增强理论与实践相结合的学习认知。

2. 提升定性分析和定量描述的学习研究能力。

二、实 验 器 材

计算机、"核磁共振基础仿真实验"软件。

三、原理及软件介绍

（一）原理

1. 核磁共振现象的产生条件　核磁共振现象的产生需要具备硬件条件和技术条件。硬件条件总结为：有核有磁有射频。核指的是样品中的自旋核（一般指 H 核）；磁指的是均匀稳定的强磁场；射频指的是一定频率的交变电磁场。技术条件可总结为：射频拉莫两相等。含义是：射频场的频率必须与磁场中 H 核的进动拉莫尔频率相等，才能产生核磁共振现象。

2. 旋转坐标下 FID 信号的频率变化　磁共振信号采集及处理过程中包括一个混频的步骤，即将采集到的 FID 信号与射频场中心频率的本振信号进行混频（对应着频率上做减法运算），故显示在计算机屏幕上的信号是射频场频率（在仿真实验中射频场频率为 SF1＋O1）与拉莫尔频率的差频，即 $f_{monitor} = |(SF1 + O1) - \gamma B_0|$。因此，在实验中可以通过调节射频脉冲的频率，观察屏幕上的 FID 信号，当 FID 信号的振荡频率逐步减小到不出现振荡时，说明此时的射频频率就是拉莫尔频率。图 39-1 分别给出了无共振、偏置共振、接近共振和共振状态下的 FID 信号形态以及其频谱，图中的虚线代表中心频率即拉莫尔频率所在的位置。因此，射频线圈检测的 FID 信号频率为拉莫尔频率，为实验室坐标系信号；经过混频后的 FID 信号频率为射频中心频率和拉莫尔频率的差值，为旋转坐标系信号。坐标旋转频率为射频中心频率。

（二）软件介绍

核磁共振基础仿真实验项目的界面如图 39-2 所示。

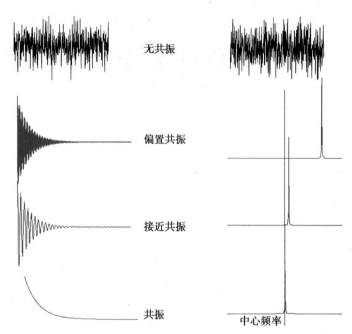

无共振

偏置共振

接近共振

共振

中心频率

图 39-1　不同射频中心频率下的 FID 信号形态及其频谱

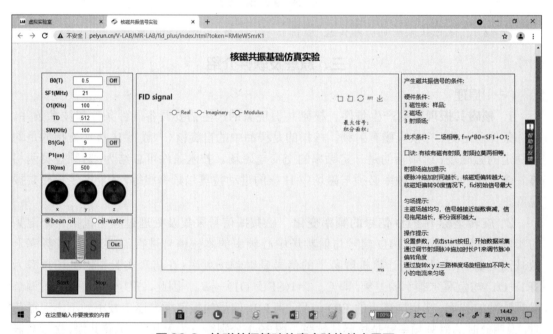

图 39-2　核磁共振基础仿真实验软件主界面

　　左侧上部为实验参数区，可任意开放式调节。包括：主磁场强度标称值 B0、射频场主频率 SF1、射频场频率偏移量 O1、信号采样点数 TD、信号采样频率 SW、射频场强度 B1、序列扫描重复时间 TR 等。将鼠标悬停在参数标识上，会弹出参数的中文含义。主磁场和射频场设计有开关功能按钮。

　　左侧中部为"x"、"y"、"z"三个一阶匀场旋钮，用于调节主磁场均匀性。

左侧中下部为实验样品区,本实验所用的是大豆油和油水试管样品。

左侧下部为操作功能按钮,主要是开始实验"Start"和停止实验"Stop"等。

界面中间部分为信号实时显示区。显示区内可选择信号显示的内容,包括信号模值、实部、虚部。同时也有缩放、傅里叶变换等处理工具。

界面右侧为信息栏提示框。在实验进行的过程中实时提示实验原理、操作步骤及提示错误信息,引导实验操作人员自主完成实验项目。

四、内容与步骤

(一)核磁共振信号检测(粗调)

1. 扫描本实验提供的二维码,根据所提供的路径获取仿真实验软件,点击进入"核磁共振基础仿真实验"。

2. 打开核磁共振信号检测实验项目,如图 39-2 所示,信息栏给出提示信息。信息栏提示内容包括主要实验原理:产生核磁共振的两大基本条件,硬件条件和技术条件。其中硬件条件包括"有核有磁有射频",即要有样品,有主磁场,有射频场。技术条件是要两场相等,即射频场频率要与拉莫尔频率相等。同时提示下一步操作步骤。

3. 根据信息栏提示,点击"Start"按钮,如文末彩图 39-3 所示,此时没有磁共振信号。同时信息栏给出提示:"是否满足产生磁共振信号的硬件条件?"

1)请检查主磁场是否存在?

2)射频场开关是否打开?

3)样品是否置入磁体中心?

4. 点击主磁场开关、射频场开关和样品开关,将 3 个开关都打开,待 3 个开关变为绿色后此时表示主磁场和射频场已经存在,样品已置入磁体的中心。依然没有产生磁共振信号,同时信息栏给出提示"射频频率不在质子共振频率范围内,请重新调节 O1,寻找信号"。

5. 以 50kHz 为步进,逐渐减小 O1,同时观察信号显示区的显示及信息栏的提示。当 O1 增大到 250kHz 时,如文末彩图 39-4 所示,观察到以 T_2^* 规律衰减的 FID 信号,同时信息栏提示此时处于偏置共振状态,操作提示:"粗调 O1,使其逐步接近共振状态"。同时提示 FID 信号的特点。由于标称值与实际值有一定误差,因此按照上述方法寻找时,如果 O1 从 0 调整到 950 后仍未找到信号,则需要将 SF1 分别加 / 减 1 后,再次调整 O1 进行粗调信号。

根据磁共振信号产生的硬件条件和技术条件,此时已经找到信号。思考并总结 FID 信号的特征:指数衰减的正弦信号。

(二)射频中心频率的确定(细调)

1. 以 10kHz 为步进,逐渐增大 O1,同时观察信号显示区的显示及信息栏的提示。当 O1 调整到一定值时,信号频率比较稀疏,如文末彩图 39-5 所示,表示 FID 信号接近共振状态。此时信息栏操作提示"微调 O1 寻找完美共振信号"。(可让同学们估读此时 FID 信号的频率。注意信号的横坐标单位为"ms",先估读周期,然后由周期的倒数可估计得到频率。)

2. 以 1kHz 为步进,逐渐增大 O1,同时观察信号显示区的显示及信息栏的提示。如文末彩图 39-6 所示,当 O1 调节为某个值时,FID 信号呈现完美共振状态(FID 信号只有衰减没有振荡)。此时的射频频率就等于拉莫尔频率,即确定了射频的中心频率。计算此时的磁场强度值,并计算与标称值之间的偏差。

3．继续增大 O1 值 1～2kHz，如文末彩图 39-6 所示，此时 FID 信号由完美共振状态转为接近共振状态。

4．若此时将 RF 开关关闭（代表将射频场开关关闭），此时 FID 信号消失，信息栏提示"检查是否满足产生磁共振信号的硬件条件？"。再次点击射频开关按钮，信号重新出现，如文末彩图 39-7 所示。同理关掉主磁场开关或样品开关，会出现什么现象？学生可自行操作学习。

5．若将主磁场强度标称值设为 0.6T，其他参数保持不变，此时信号显示区无信号，信息栏提示"射频频率不在质子共振频率范围内"，即不满足磁共振的技术条件。根据操作提示，调节射频场频率，当将射频频率调为某个频率值（射频频率 = SF1 + O1），出现接近共振状态的 FID 信号。

（三）学生自行操作

1．给每个实验同学分别指定不同的场强标称值，比如 0.65，0.73，1.1，3.0 等，请同学们自行操作后，找到完美共振状态下的射频场中心频率并记录。

2．由射频场中心频率计算实际磁场强度值，并计算出磁场偏差比例。

五、思 考 题

1．产生核磁共振信号的硬件条件是什么？

2．产生核磁共振信号的技术条件是什么？

3．分析 FID 信号的产生机制。回答 FID 信号的幅度、频率和衰减指数分别由什么决定？

4．根据理论，FID 信号频率为拉莫尔频率，但偏置共振时信号读出频率却很小？原因何在？此时 FID 信号和拉莫尔频率以及射频中心频率的关系是什么？旋转坐标系和实验室坐标系的概念是什么？什么频率为信号在实验室坐标系中的频率？什么频率为信号在旋转坐标系中的频率？

（汪红志）

实验四十　磁共振弛豫时间测量

一、实　验　目　标

（一）知识目标

1. 通过观察脉冲宽度与 FID 信号幅度及相位的关系，掌握 90°脉冲、180°脉冲的含义。

2. 熟悉自旋回波序列（SE）的调试方法，理解相位散失的机理、180°脉冲的作用、T_2 的含义、相位重聚及自旋回波的原理。掌握测量样品横向弛豫时间 T_2 的方法。

3. 熟悉反转恢复序列（IR）的特点及调试方法，理解 IR 序列中纵向磁矩恢复信号的测量方法、纵向磁矩恢复过程中转折点 T_1 及其与纵向弛豫时间 T_1 的关系。掌握测量样品纵向弛豫时间 T_1 的方法。

（二）素质目标

1. 培养系统学习能力。

2. 培养冷静分析问题，解决问题的能力。

二、实　验　器　材

计算机、"用自旋回波法测量横向弛豫时间仿真实验"软件、"反转恢复法测量纵向弛豫时间仿真实验"软件。

三、原理及软件介绍

（一）原理

自旋回波法测量横向弛豫时间 T_2 和反转恢复法测量纵向弛豫时间 T_1 原理参阅实验十八。

（二）软件介绍

本软件由 GY-CTNMR-10 核磁共振成像教学仪实际操作的摄影、屏幕截图及动画模拟组合形成，实验仪器连线如图 40-1 所示。软件由自旋回波法测量横向弛豫时间 T_2 和反转恢复法测量纵向弛豫时间 T_1 两部分组成。测量界面见图 40-1 和图 40-2，再现了 GY-CTNMR-10 核磁共振成像教学仪 T_2 和 T_1 测量的全过程。主要特点如下：

1. 通过仪器截图再现了共振频率确定的过程、z 梯度电流的作用，再现了第一脉冲（180°）、第二脉冲（90°）宽度，脉冲间隔时间对信号的影响等。

2. 通过动画模拟了横向弛豫过程和纵向弛豫过程及其测量原理，模拟了横向弛豫过程中 180°脉冲的作用和纵向弛豫过程中 90°-180°脉冲后的信号随着不同弛豫时间的变化情况，使微观不可视的自旋回波和反转恢复信号产生的全过程可视化，加深对横向弛豫和纵向弛豫的理解。

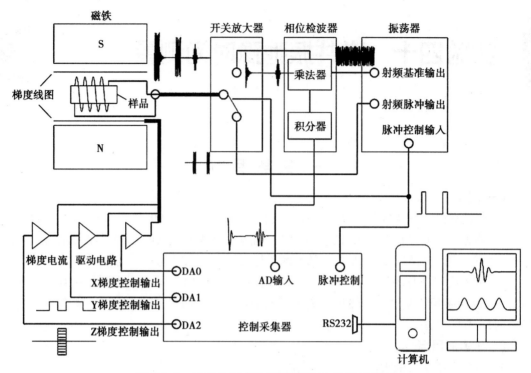

图 40-1　核磁共振成像教学仪测 T_2 连线示意图

四、内容与步骤

（一）基本实验部分

1. 扫描本实验提供的二维码，根据所提供的路径获取仿真实验软件。

2. 横向弛豫时间 T_2 的测量

（1）运行"用自旋回波法测量横向弛豫时间仿真实验"软件，进入主界面，如图 40-2 所示。点击"仪器设置"按钮，观察仪器连接情况，点击"返回"按钮，回主界面。

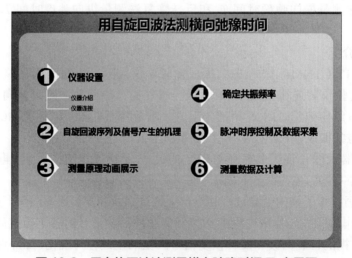

图 40-2　用自旋回波法测量横向弛豫时间 T_2 主界面

（2）点击"自旋回波序列及信号产生的机理"观察动画，理解自旋回波脉冲序列90°、180°脉冲时序及信号产生的机理。

（3）打开"测量原理动画演示"按钮，明确测量回波幅度变化是把理论上的横向弛豫时间转变成可测实验值的人类智慧。

（4）点击"确定共振频率"按钮，进入相应界面，串行口设为COM1，按照界面的说明确定最佳的共振频率，并注意观察此时FID信号及其傅里叶变换，分析共振频率。为了测量更快、更精确，特意施加干扰主磁场的z梯度电流（几十毫安），该电流产生的z梯度场破坏了主磁场的均匀性，使FID信号衰减加快，T_R缩短，防止信号的重叠，提高分辨率，减少测量时间，提高测量的精度。

（5）建立最佳的自旋回波序列。点击"脉冲时序控制及数据采集"按钮，进入相应界面，按照软件上提示的步骤，确定第一脉冲（90°）、第二脉冲（180°）宽度。注意观察第一脉冲和第二脉冲宽度、脉冲间隔、重复时间等对FID和回波信号的影响。然后点击"数据采集"，出现界面后点击"脉冲间隔"按钮，间隔时间t从7ms开始，每隔1ms有一次信号幅度计数，选取$t=2\tau$大小及对应的信号幅值V_{FID}，任选10组数据。

（6）点击"测量数据及计算"出现表40-1，将第5步所选10组数据填入，并代入拟合公式（40-1）计算结果。

3. 纵向弛豫时间T_1的测量

（1）运行"反转恢复法测量纵向弛豫时间仿真实验"软件，进入主界面，如图40-3所示。其中"仪器设置"和"确定共振频率"二按钮和测T_2相同，不再重复。点击"反转恢复序列观察"按钮，观察反转恢复序列及信号产生的机理。分析此处180°、90°脉冲的作用与测量T_2有何不同，观察180°脉冲使磁矩反转后的纵向恢复可以过零点也可以不过零点的情况，注意这里测量的仍然是回波。接着点击"测量原理动画演示"进一步理解测量原理。

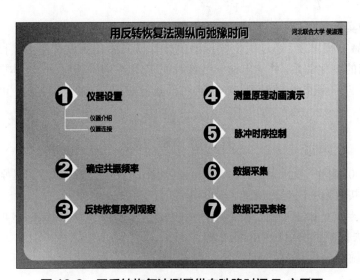

图40-3　用反转恢复法测量纵向弛豫时间T_1主界面

（2）点击"脉冲时序控制"，进入界面，按照软件上提示的步骤，注意观察第一脉冲（180°）、第二脉冲（90°）宽度，对信号的影响。记录初始信号幅度V_0。然后点击"数据采集"

按钮，按照界面提示点击"脉冲间隔"按钮开始数据采集，间隔时间 t 从 7ms 开始，每隔 2ms 有一次信号幅度计数，注意选取 $t=\tau$ 大小及对应的信号幅值 V_{FID}，选 10 组数据填入数据记录表格（表 40-2），代入公式（40-2）计算。

表 40-1　自旋回波序列测 T_2　　样品：0.5%硫酸铜水溶液　　$B_0 = 0.44 \sim 0.46T$

测量次数	1	2	3	4	5	6	7	8	9	10
2τ /ms										
V_{FID} /V										
Ln（$V_{回波}$）										

表 40-2　反转恢复序列测 T_1　　样品：0.5%硫酸铜水溶液　　$B_0 = 0.44 \sim 0.46T$

测量次数	V_0	1	2	4	5	6	7	8	9	10	T_1
脉冲间隔 /ms											
信号幅度 /mV											
$T_1 = T_1\ln2 =$											

横向弛豫时间 T_2 最小二乘法直线拟合公式

$$k = -\frac{2}{T_2} = \frac{\overline{\tau} \cdot \overline{\ln V} - \overline{(\tau \cdot \ln V)}}{(\overline{\tau})^2 - \overline{(\tau^2)}} \qquad T_2 = -\frac{2}{k} = (\qquad)\,ms \qquad (40\text{-}1)$$

纵向弛豫时间 T_1 最小二乘法直线拟合公式

$$-\frac{1}{T_1} = \frac{\overline{\tau \cdot \ln\left(1 - \dfrac{V}{V_0}\right)} - \overline{\tau} \cdot \overline{\ln\left(1 - \dfrac{V}{V_0}\right)}}{\overline{\tau^2} - \overline{\tau}^2} \qquad T_1 = (\qquad)\,ms \qquad (40\text{-}2)$$

（二）选做实验

试从布洛赫方程出发，通过数值模拟手段计算横向磁化强度矢量 M_{xy} 和纵向磁化强度矢量 M_z 随时间的变化关系，并给出横向弛豫时间 T_2 和纵向弛豫时间 T_1（体现拓展自我的部分，有助于学生对知识的系统学习，培养他们汲取新知识、新经验的能力，可作为课后扩展鼓励学生完成）。

五、思　考　题

1. 90°-τ-180°脉冲序列如何实现？分析 180°脉冲的作用、T_2^* 与 T_2 的区别及联系。

2. 简述在共振频率确定后施加 z 梯度电流（几十毫安）的原因。

3. 何为反转恢复脉冲序列？特点是什么，如何实现？如何利用纵向磁矩恢复过程中经过零点的特性去抑制生物组织中的某个信号？

4. 通过选做部分学习，对于动力学问题的处理有哪些收获？

（赵　强）

实验四十一　磁共振成像定位与 k 空间填充

一、实验目标

（一）知识目标

1. 了解磁共振成像教学仪的基本结构及成像原理。

2. 掌握磁共振成像中断层定位方法，磁场的选层作用，影响层厚的两个因素及层厚对成像质量的影响。

3. 理解梯度磁场的产生及特点，k 空间的填充过程，通过改变相位编码梯度场施加时间、改变频率编码梯度等操作，观察图像变化，理解引入 k 空间的必要性及与成像空间的区别、联系。

（二）素质目标

1. 培养发现新事物的能力。

2. 提升学习兴趣，树立终身学习的意识。

二、实验器材

计算机、"磁共振成像定位与选层仿真实验"和"核磁共振成像"软件。

三、原理及软件介绍

（一）原理

1. 梯度场与坐标的确定　磁共振成像与其他医学成像不同，没有外在的信号源，采集的成像信号是样本本身在磁场的激励下产生的，如果没有特殊的处理，身体内的所有质子具有相同的拉莫尔频率，所有体素的信号聚在一起，没有坐标信息，不能区别身体的不同部分，因而不能实现图像重建。为了解决这个问题，可以施加三维梯度场使信号中含有坐标的信息。具体是在主磁场内沿 x-y-z 三个方向附加由 z 方向磁场产生的 G_x、G_y、G_z 梯度磁场，习惯上认为梯度的方向就是梯度场的方向。梯度磁场的强度很小，其峰值一般在 $10\sim25mT/m$（主磁场 B_0 一般在 $0.5\sim3T$）。由于梯度场与坐标有关，不同坐标处的组织器官感受到的磁场强度不同，即对应不同的频率，从而使信号中标示着坐标的信息。

2. 断层定位原理　当 z 方向加入梯度磁场后总磁感应强度为 B_0+G_z，旋进频率 $\omega=\gamma(B_0+G_z)$，所以在 z 不同的各层面上有不同的旋进频率。假设射频脉冲频率是单一的，射频脉冲（RF）发出后，只有与 RF 频率相同的 $z=z_0$ 层才能被激发，即发生共振。当改变射频频率时，所选层面的位置就发生相应变化。同样也可以选择 x 和 y 方向的梯度场 G_x、G_y 作为与 x 轴或 y 轴垂直的成像断面。

3．选层厚度原理　　影响层厚的主要因素有：①梯度磁场强度。设射频脉冲角频率为 ω，它具有一定的宽度称为频宽 $\Delta\omega$，若 $\Delta\omega$ 不变，则梯度越强（斜率越大）层厚越薄，反之越厚。②射频脉冲宽度 $\Delta\omega$。梯度磁场强度不变，则射频脉冲宽度越大层厚越厚，反之越薄（图41-1）。

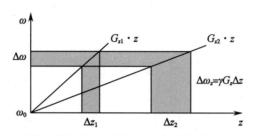

图41-1　梯度磁场强度、射频脉冲宽度与选层厚度的关系

4．视野与 k 空间

（1）视野：磁共振成像中，视野由最大频率决定，设图像像素平面坐标为 x 轴和 y 轴，在频率编码梯度作用下形成 x 方向视野 FOV_x。由于中心磁场强度为 0，视野边缘的频率对应梯度场强度的 2 倍，见图41-2。$f_x = \gamma G_x$，$f_{max} = \gamma G_x \cdot \dfrac{1}{2}\mathrm{FOV}_x$，$2f_{max}$ 是频率范围，称为频宽，用 BW 表示。在成像中 x 的大小对应成像样本的大小，一般是确定的，视野与频宽及编码梯度的关系为 $\mathrm{FOV}_x = \dfrac{\mathrm{BW}}{\gamma G_x}$。

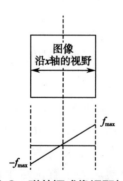

图41-2　磁共振成像视野与频宽

（2）视野与 k 空间：在 MRI 数据采集中，以超导型成像仪为例，竖直方向为 z 方向，一般横断面选层是通过 z 方向加线性梯度场 G_z 选层，在 y 方向加相位编码梯度场 G_y 持续 t_y 时间确定体素的 y 坐标，在 x 方向加频率编码梯度场 G_x 持续 t_x 时间确定体素的 x 坐标。施加频率编码的同时采集信号 N_x 次，形成 N_x 个以时间为变量的数据。经 T_R 时间后，施加新的相位编码梯度场，开始一个新的周期，每次施加的频率编码梯度场是相同的，形成以 t_y，t_x 为变量的数据空间。设 x 方向采样间隔的时间为 Δt_x，把采集到的时域数据变换为用 k_x，k_y 表示的 k 空间，$k_x = \gamma G_x \cdot t_x$，$k_y = \gamma G_y \cdot t_y$，单位是周期/米或周期/厘米。显然

$$\Delta k_x = \frac{1}{\mathrm{FOV}_x} \tag{41-1}$$

即 x 方向的视野与 k 空间相邻点间频率的差值成反比。根据 $\mathrm{FOV} = N_x \cdot \Delta x$

$$\Delta x = \frac{1}{\Delta k_x \cdot N_x} \tag{41-2}$$

其中 Δx 是相邻体素间的距离,也就是体素 x 方向的宽度(注意:仿真软件使用的是永磁型磁共振成像仪,主磁场 z 方向沿水平方向由右指向左,见图41-3)。

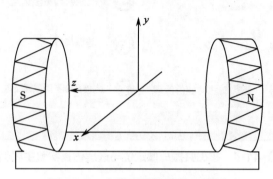

图41-3　永磁磁共振成像仪坐标

5.软件所示 z 方向(由右指向左)频率编码梯度与图像的横向大小　图像分辨率及大小由像素决定,而像素又取决于体素。当采集的数据矩阵是 512×512 时,像素数也是 512×512。由式(41-1)和式(41-2)可知 Δk_z 增加视野变小, Δz 减小体素变小,分辨率提高。如对同样大小的感兴趣区占有的体素数目会增加,等于扩大 z 方向的数据矩阵。如果成像平面像素不变,所成图像会在 z 方向增宽。

6.软件所示 x 方向相位编码梯度与图像的纵向大小　相位编码是在 x 方向施加以 $x=0$ 为中心、由负向最大等值递进逐次增加,一直到正向最大。 x 方向与 z 方向有类似的情况, Δk_x 增加, Δx 减小,即视野减小的同时使感兴趣区图像变大。

(二)软件介绍

仿真软件由"磁共振定位选层实验"和"核磁共振成像"两部分组成。

1."磁共振定位选层实验"　本软件由 7 个按钮组成,用可视的动画模拟了超导和永磁型 MRI 设备的选层定位原理。

2."核磁共振成像"软件　该软件仿真的仪器主磁场由永磁体提供,由 7 部分组成,坐标方向前面已经叙述,为了更清晰显示相位编码时间与图像的关系,频率编码时间与图像的关系,都不加选层梯度场,得到的是一个二维的、在选层方向重叠的图像。在这个条件下,软件模拟了样品管的横断面和纵切面成像原理、成像过程及图像。着重突出了频率编码梯度与相位编码梯度对图像的横向大小和纵向大小的关系; k 空间的形成过程。

四、内容与步骤

(一)基本实验部分

1.扫描本实验提供的二维码,根据所提供的路径获取仿真实验软件。

2.运行软件"磁共振成像定位与选层仿真实验",进入主界面,见图41-4。

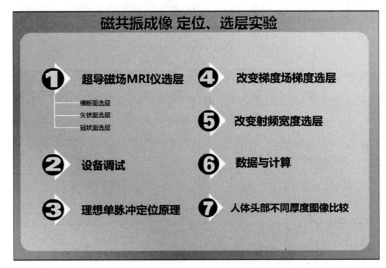

图 41-4　核磁共振成像定位与选层仿真实验主界面

（1）点击"超导磁场 MRI 仪选层"，观察加 z 方向梯度线圈，加射频脉冲选横断面；加 x 方向梯度线圈选冠状面；加 y 方向梯度线圈选矢状面等选层原理动画。

（2）点击"设备调试"按钮，观察仪器的连接和梯度场调零，点击下一步按照界面提示确定共振频率。

（3）点击"理想单脉冲定位原理"，假设射频脉冲是频宽很小的单一频率，动画模拟了在 y 方向施加 4 次不同的梯度场实现 y 方向定位的过程。计算相应 y 坐标并填入表 41-1。点击"改变梯度场梯度选层"，界面显示在射频脉冲频宽保持不变的情况下施加梯度不同的梯度场 G_{y1}、G_{y2}、G_{y3}、G_{y4}，层厚逐渐变薄的过程。根据所给梯度数据计算所选 4 个层厚值并填入表 41-2。

表 41-1　MRI 定位实验数据表　磁场梯度 $G_y = 28.2\text{mT·m}^{-1}$，$\omega = \gamma y G_y$

定位射频脉冲 /MHz	24.267	24.274	24.282	24.290
所选层面 y 坐标				

表 41-2　MRI 选层实验数据表

磁场梯度 G_y ($\Delta\omega = 3.00\text{kHz}$)	14.1mT·m^{-1} (384.4mA)	17.6mT·m^{-1} (479.8mA)	23.4mT·m^{-1} (638.0mA)	35.2mT·m^{-1} (959.7mA)
层厚 /mm				
脉冲宽度 $\Delta\omega$ ($G_y = 23.5\text{mT·m}^{-1}$)	4.99kHz	4.00kHz	3.00kHz	2.00kHz
层厚 /mm				

注：梯度线圈设计，线圈内电流 $I = 1.28\text{A}$ 在 25mm 范围内产生 50kHz 的频率差；柱形玻璃管内，1% 硫酸铜水溶液；锥形管内，塑料。

（4）点击"改变射频宽度选层"出现对应界面，界面显示在梯度场保持不变的情况下施加不同的射频 $\Delta\omega_1$、$\Delta\omega_2$、$\Delta\omega_3$、$\Delta\omega_4$，层厚逐渐变薄的过程。根据射频脉冲宽度数据计算所选 4 个层厚值并填表 41-2。

3．运行仿真实验软件"核磁共振成像"，见图 41-5。实验中的成像样本为直径 10mm 的圆柱形玻璃样品管（内装 10% 硫酸铜水溶液）。

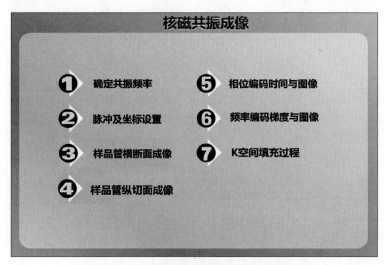

图 41-5　核磁共振成像仿真实验主界面

（1）按照确定共振频率界面的说明确定共振频率，点击"脉冲及坐标设置"调整出自旋回波序列，这里 90° 脉冲宽度为 18μs，180° 脉冲宽度为 38μs。点击"采集测试"观察回波。点击"样品管横断面成像"出现"脉冲及坐标设置"界面，显示相位编码选择 x 方向，频率编码选择 z 方向实现横断面成像，还显示了第一、第二脉冲宽度。点击"采集测试"出现回波，点击下一步出现"成像采集及处理"界面，点击"记录"按钮，动画呈现信号采集的全过程。点击"二次傅里叶变换及普通模式显示"呈现样品管横断面图像。

（2）点击"相位编码时间与图像"出现相应界面，点击"瞬间梯度时间"上边钮，改变瞬间梯度（相位编码梯度）时间 3ms，5ms，7ms，9ms，观察图像的变化。点击"频率编码梯度与图像"出现相应界面，点击"瞬间梯度时间"上边钮，改变频率编码梯度电流 -16mA，-35mA，-44mA，-52mA，-60mA，观察图像的变化。

（3）点击"K 空间填充过程"，呈现 k 空间填充过程动画，注意观察脉冲序列时序，编码梯度施加时间、方式及 k 空间信号的特点。

（二）选做实验

请调研 k 空间的填充有哪些方式？这些方式各有哪些特点？（综合性归纳知识的部分，有助于养成良好的分析问题能力，掌握基本的科学方法。可作为课后扩展鼓励学生完成。）

五、思考题

1．核磁共振成像体素坐标的确定是怎样实现的，与 X-CT、核医学成像有哪些不同？断层厚度由哪些因素确定？如何计算选层厚度？

2. 为什么增加梯度场梯度使该方向视野变小？试分析编码梯度场大小和持续时间的改变对二维图像的影响？

3. 通过选做部分学习，对 k 空间有哪些新的认识？

（赵　强）

实验四十二　磁共振成像仿真实验

一、实 验 目 标

（一）知识目标

1．了解 SE 序列成像原始数据采集过程和 k 空间填充过程。

2．熟悉 SE 序列不同权重像的图像表现。

3．掌握自旋回波成像参数对图像视野、空间分辨率、权重的影响。

（二）素质目标

1．增强时域、频域和空域信息的认知。

2．了解权重变化中量变到质变的关系。

二、实 验 器 材

计算机、"磁共振成像原理"仿真软件。

三、原理及软件介绍

（一）原理

1．自旋回波序列成像原始数据采集　在磁共振成像中，为了获取用于重建图像的信号，按照一定时序和周期施加的射频脉冲和梯度脉冲的组合称为脉冲序列（pulse sequence）或序列。

每个 T_R 周期（每一次相位编码步）采集一个回波信号。每个回波会经正交检波后，得到实部和虚部两条数据，分别对两条数据进行 TD 个点的采样后再合成为一条 TD 个复数点数据，填充到 k 空间的一行。因此整个 k 空间为 NE（相位编码步数）行，TD 列的二维复数矩阵。对该二维复数矩阵进行快速傅里叶变换（FFT）即可得到图像。

从 SE 序列采集数据的过程可以看出，原始数据空间为二维的时间坐标系。水平方向是采样间隔 t，竖直方向为等效相位编码时间间隔。将此原始数据经过 2D-FFT 重建，可得到空间频率分布信息，即为组织结构图像。如图 42-1 所示。相位编码梯度和频率编码梯度的作用，k 空间数据体现出中间高，四角低的特点。原始数据采集过程也可以看到信噪比

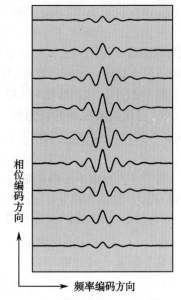

图 42-1　原始信号和 k 空间信号特点

的变化规律。

2. 自旋回波序列图像的视野 由 MRI 成像基本理论可知, MRI 图像是空间频率域信息, 即图像的横、纵向坐标既反映了空间方位, 也反映了频率信息。二者是等效的, 中间通过梯度编码实现了线性对应关系。如图 42-2 所示。

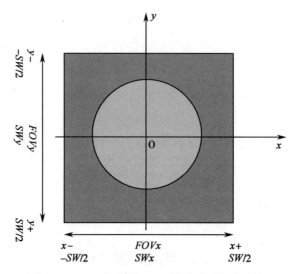

图 42-2 视野、样品、空间和频率之间的关系

线性变换关系为:

$$FOV_x = x_+ - x_- = SW/(\gamma G_x) \tag{42-1}$$

其中 x_+、x_- 分别为视野正最大值和负最小值, SW 是采样频率。G_x 为频率编码梯度大小。

同理, 相位编码方向上的视野大小为: $FOV_y = NE/2\gamma G_y D_y$。

D_y 是相位编码施加的时间。NE/D_y 相当于相位编码方向上的 SW。所以, 减小 D_y 或增加 NE, 都可以实现增加纵向 SW 的效果。

可见, 当编码梯度大小和 SW 确定后, 可以得出成像的视野 FOV。FOV 与 SW 成正比, 与编码梯度成反比。当 SW 一定和图像矩阵一定时, 梯度越大时, 可以将较小区域的 FOV 区域信号重建成一定矩阵尺寸的图像, 其空间分辨率高。

如果 FOV 比检测样品(图 42-2 中的橙色圆形)要小时, 则会出现卷褶伪影。

3. 自旋回波序列的权重像 自旋回波成像序列中, 质子信号强度受以下 3 个因素影响: 质子密度、纵向恢复和横向衰减。信号函数遵循以下规律:

$$S \propto A\rho(H)[1 - \exp(-T_R/T_1)]\exp(-T_E/T_2) \tag{42-2}$$

其中 A 为单个质子静态磁化矢量强度, $\rho(H)$ 为质子密度, T_1、T_2 分别为纵向和横向弛豫时间, T_R、T_E 分别为重复时间和回波时间。

由式(42-2)可知, 影响信号强度的 3 个因素分别是: ①质子密度 $\rho(H)$; ②纵向恢复 $1 - \exp(-T_R/T_1)$; ③横向衰减 $\exp(-T_E/T_2)$。图像中不同组织成分信号大小的对比如果主要由某个因素造成差别, 则称为该因素的权重像, 即: 质子密度加权, 纵向 T_1 加权(简称 T_1 加权), 横向 T_2 加权(简称 T_2 加权): 当长 T_R、短 T_E 时, 图像为质子密度加权像; 当短 T_R、短 T_E 时, 图像为 T_1 加权像; 当长 T_R、长 T_E 时, 图像为 T_2 加权像。

（二）软件介绍

磁共振成像仿真实验界面（图 42-3）包括：①参数（成像参数和重建参数）区；②样品选择区（油水试管、人脑、MRI 权重字符等 3 种样品）；③功能按钮区（扫描、保存数据、重建、保存图像、窗宽窗位等 5 种）；④实时数据显示和 K 空间填充区；⑤重建图像显示区；⑥一些状态显示等。具体参数含义，将鼠标悬停在参数上会有提示。

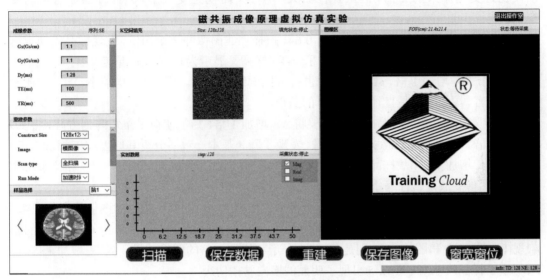

图 42-3 磁共振成像仿真实验界面

四、内容与步骤

（一）SE 序列成像过程

1．扫描本实验提供的二维码，根据所提供的路径获取仿真实验软件，点击"MRI 仿真 -- MRI 操作室"，进入"磁共振成像原理仿真实验"。

2．保持默认参数，单击"扫描"按钮。点选"Real"和"Imag"，同时显示实部和虚部。观察 k 空间数据填充状态的变换和原始数据实时显示区域变换。思考并回答以下几个问题：①原始数据信噪比随相位编码步（NE）的变化规律；NE 为多少时，信噪比最高？②整个原始数据采集和 k 空间填充所需要的时间表达式是什么？在当前默认参数下，时间是多少秒？

3．有兴趣同学，可以点击"保存数据"，将 k 空间原始数据保存后，读出二维矩阵数据，观察数据特点。也可以自行采用 matlab 的 FFT2 函数＋fftshift＋abs 函数，进行重建图像显示。

4．分别调整 NE 和 TD 为 256 时，观察原始数据和 k 空间变化情况。并计算扫描时间。

5．调整 $T_R = 4\,000$ms，扫描数据，观察原始数据的更新速度，计算扫描时间。选择运行模式为实际时间后，观察原始数据采集的更新速度。

6．选择重建图像类型为相位图，观察重建的相位图像效果。

7．单击"窗宽窗位"按钮，对重建图像进行窗宽、窗位调节，观察图像的显示变化。并思考窗宽、窗位调节的作用。

（二）改变成像视野和空间分辨率操作

1. 采用大脑样品模板，默认参数，扫描重建得到参考图像。

2. 保持其他参数不变，将 SW 增大到 200kHz，扫描重建图像并记录图像如图 42-3 所示。发现样品横向缩窄为参考图像的一半，纵向不变。分析其原因：因为 SW 翻倍，故横向视野变为原来的 2 倍，但试管样品大小不变，而视野变大了，因此样品显得横向变窄了。

3. 保持其他参数不变，减小 D_y 为 0.64，扫描重建图像并记录图像，发现样品纵向也缩窄为参考图像的一半，横、纵向均缩小了一半，样品又显示为正圆。分析其原因：D_y 减小一半，相当于 SW_y 增加 1 倍，故样品纵向占视野比例缩小一半。横、纵向均缩小一半，相比参考图像而言，图像变成是直径缩小一半的圆形。

4. 步骤 3 中，也可以保持 D_y 不变，将 NE 增加 1 倍，为了使得采集矩阵为方阵，将 TD 也增加 1 倍。扫描重建图像并记录图像，发现步骤 3 基本一致。分析其原因：NE 增加 1 倍，相当于 SW_y 增加 1 倍，故样品纵向占视野比例缩小一半。横、纵向均缩小一半，相比参考图像而言，图像变成是直径缩小一半的圆形。

5. 可设置不同的 SW、D_y 以及 NE，分别重复步骤 2～4，观察扫描中间图像的变化规律。

6. 在默认参数下，分别增加或减小 G_x，观察重建图像的变化。并总结 G_x 对图像的影响规律。图 42-4 和图 42-5 分别是 G_x 缩小一半和增加 1 倍的图像效果。当 G_x 增加 1 倍时，FOV 小于样品尺寸，故图 42-5 出现了明显的横向卷褶伪影。

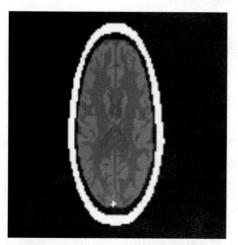
图 42-4　G_x 缩小一半图像效果

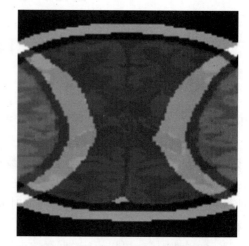
图 42-5　G_x 增加 1 倍图像效果

7. 在默认参数下，同理分别增加或减小 G_y，观察重建图像的变化。并总结 G_y 对图像的影响规律。图 42-6 和图 42-7 分别是 G_y 缩小一半和增加 1 倍的图像效果。当 G_y 增加 1 倍时，FOV 小于样品尺寸，故图 42-7 出现了明显的纵向卷褶伪影。

8. 任意设置不同的 G_x 和 G_y，自行重复步骤 6 和 7，扫描重建得到图像，并分析总结 G_x 和 G_y 对图像的影响规律。

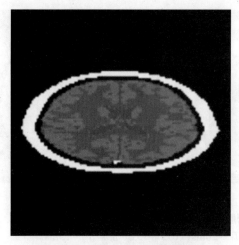

图 42-6 G_y 缩小一半图像效果

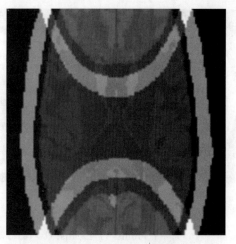

图 42-7 G_y 增加 1 倍图像效果

（三）自旋回波序列的权重实验

1. 扫描参考图像 采用默认参数值（$T_R = 300ms$，$T_E = 30ms$）采集图像，扫描重建图像，如图 42-8 所示。油的 T_1 值小于脑脊液的 T_1 值，纵向恢复相对较快，而 T_R 和 T_E 相对较短，因此油呈现相对高信号。

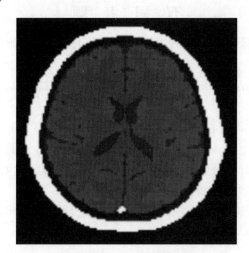

图 42-8 权重参考图像

2. 质子密度加权像 以 1 000ms 为步进增加 T_R（1 300ms，2 300ms，3 300ms），以 5ms 为步进减小 T_E（25ms，20ms，15ms），扫描重建，观察两种组织灰度变化，如图 42-9 所示，质子密度加权逐渐加重，信噪比逐步增强，图像对比主要体现为质子密度差异。

3. T_1 加权像 在步骤 2 的基础上，逐渐减小 T_R（1 500ms，500ms，100ms，50ms），保持 $T_E = 15ms$，扫描重建图像，观察两种组织灰度变化，T_1 加权逐渐加重，最终油呈现高信号，脑脊液呈现低信号。

4. T_2 加权像 在步骤 2 的基础上，保持 $T_R = 3 300ms$，逐渐增大 T_E（40ms，65ms，90ms，190ms），扫描重建得到图像，观察两种组织灰度变化。T_2 加权逐渐加重，最终脑脊液呈现高信号，油呈现低信号。

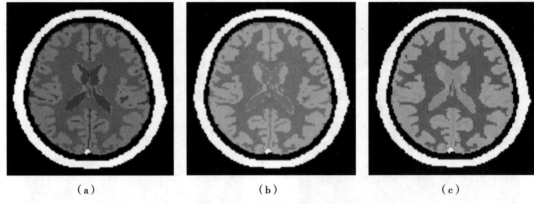

（a）　　　　　　　　　　（b）　　　　　　　　　　（c）

图 42-9　质子密度加权像

（a）T_R = 1 300ms，T_E = 25ms；（b）T_R = 2 300ms，T_E = 20ms；（c）T_R = 3 300ms，T_E = 15ms。

5. 可自行重复步骤 2～4，任意调整 T_R 和 T_E 时间，可适当缩小间隔时间，扫描重建得到一系列图像，并将图像制作成 gif 动画。总结 T_R 和 T_E 对图像权重的影响规律。

6. 可采用油水试管样品和 MRI 字符样品，重复步骤（三）中 3～6，任意调整 T_R 和 T_E 时间，可适当缩小间隔时间，扫描重建得到一系列图像，完成实验报告。

五、思 考 题

1. NE 为 128 时，记录 step 分别为 1，50，64，76，128 时的原始信号波形，并说明其变化规律。

2. 记录在 T_R = 200ms，500ms，3 000ms，NE 分别为 128 和 256 时，原始数据的采集时间。

3. 油水样品时，自行设置扫描参数并重建图像，保存该参数下的图像效果。

4. 人体组织发生病变后，一个明显的特征是含水量增加，水具有较长的 T_1 和 T_2，因此，病变组织的弛豫时间比正常组织长，是结合实验得出的结论，说明临床上要区分病变组织和正常组织，通常采用哪种加权像的效果会更好？

5. 试总结归纳可以影响样品在视野大小（或空间分辨率）的因素。

（汪红志）

实验四十三　MRI 图像质量检测

一、实 验 目 标

（一）知识目标

1. 熟悉 SMR170 模体的各结构名称与检测功能。
2. 掌握信噪比的基本概念、计算公式。
3. 学会信噪比图像的处理与数据分析。

（二）素质目标

1. 具备对 MRI 图像质量性能做基本评价的能力。
2. 培养自学能力、探究能力和精湛技术的职业素养。

二、实 验 器 材

计算机或手机、"MRI 图像质量检测"仿真实验软件。

三、原理及软件介绍

（一）原理

美国模体实验室 SMR170 模体（简称模体）用于磁共振成像（magnetic resonance imaging，MRI）的性能评价，符合国际及国家卫生行业标准《医用磁共振成像（MRI）设备影像质量检测与评价规范》（WS/T 263—2006）要求，可以检测信噪比等多个参数。

信噪比（signal to noise ratio，SNR），是图像的信号强度与噪声强度的比值。信号强度一般定义为感兴趣区（region of interest，ROI）内像素信号强度平均值减去背景像素信号强度平均值，噪声强度一般定义为 ROI 内像素信号强度的标准差。

$$SNR = \frac{M_1 - M_2}{s} \tag{43-1}$$

M_1 为中心区域测量的信号强度；

M_2 为周围背景区域信号强度（平均值）；

s 为中心区域信号强度标准偏差。

影响信噪比的因素：FOV、层间距与层厚、平均次数、磁场强度、重复时间 T_R、回波时间 T_E、反转时间 T_I 与反转角、接收带宽。

（二）软件介绍

本软件基于 Unity3D 研发，运行环境为 Windows7 及以上系统。MRI 图像质量检测设计了 2 个实验场景，实验场景一是 SMR170 模体结构与功能，主要是 SMR170 模体的空间结构演示与识别、各组块的结构与功能、各扫描层面检测功能识别；实验场景二是 MRI 图

209

像信噪比检测，主要内容是选择相应图像，进行图像窗宽、窗位调节，划定感兴趣区（ROI），记录数据并代入公式计算分析。程序登录界面如图43-1所示。

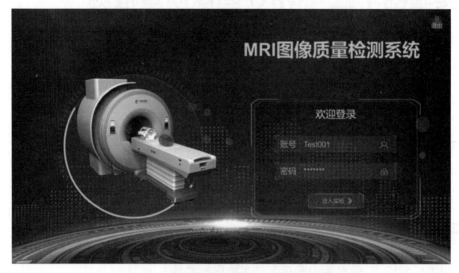

图43-1　MRI图像质量检测系统登录界面

四、内容与步骤

1. 扫描本实验提供的二维码，根据所提供的路径获取"MRI图像质量检测"应用程序。

2. 运行程序，屏幕中央出现"MRI图像质量检测系统"登录界面，点击屏幕右下方的"进入实验"，进入实验界面，左侧显示菜单栏；右侧为工作区，显示操作指南与注意事项（图43-2）。

3. 点击左侧菜单中"模体结构与功能"，显示实验场景一，展示SMR170模体，如图43-2所示。

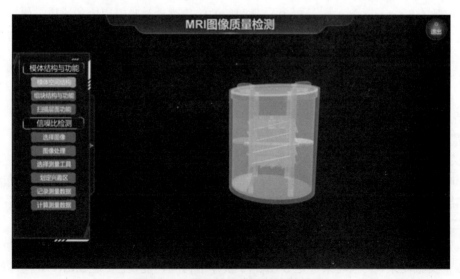

图43-2　模体结构与功能实验场景

4. 点击"模体空间结构",进行模体空间结构的演示与识别。点击"下一步",分别展示桶盖、圆筒、支撑盘、4个小瓶、空间分辨率测试卡、低对比度分辨力盘、立方体模块斜置带,动态演示模体组装过程。

5. 点击"组块结构与功能",识别各组块的结构与功能,点击"下一步",逐一显示桶盖、圆筒、支撑盘、立方体模块、小瓶、空间分辨率测试卡和低对比度分辨力盘7个组块的结构与功能。

6. 点击"扫描层面功能",进行第一扫描层面的检测功能识别;再点击"下一步",逐一进行第二至五扫描层面的检测功能识别。

7. 点击"信噪比检测",显示实验场景二是信噪比检测,进行信噪比的检测、数据记录与计算,如图43-3所示。

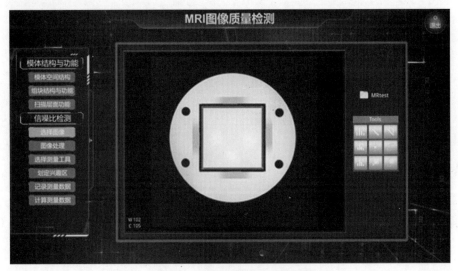

图43-3 信噪比检测实验场景

8. 点击"选择图像",在MR图像处理界面,打开MRtest文件夹,选择第二扫描层图像,点击到View视图中。

9. 点击"图像处理",调节图像窗宽、窗位到适宜清晰度。

10. 点击"选择测量工具",在右侧工具栏,选择感兴趣区测量工具。

11. 点击"划定兴趣区",拖动鼠标左键,在图像方框中心区域划定感兴趣区(ROI),大小约400个像素;在周围背景4个区域划定ROI,大小均约100个像素。

12. 点击"记录测量数据",记录测量数据到表格,见表43-1。

表43-1 信噪比实验数据与计算结果记录表

M_1中心区域		M_2背景区域			
		1右上	2右下	3左下	4左上
信号值	信号值				
s	平均值				
计算结果					

13. 点击"计算测量数据"，将记录测量数据代入信噪比公式(43-1)，计算并记录结果。

14. 点击右上方"退出"，结束实验。

五、思 考 题

1. 用于 MRI 成像性能检测的模体有哪些？

2. SMR170 模体的哪个扫描层面用于测量信噪比，为什么？

3. 简述影响 MRI 图像质量信噪比的因素有哪些？临床检测应该注意哪些事项？

（李祥林）

实验四十四　放射性统计测量仿真实验

一、实 验 目 标

（一）知识目标

1. 验证核衰变所服从的统计规律。
2. 熟悉放射性测量误差的表示方法。
3. 了解测量时间对准确度的影响。
4. 学会根据准确度的要求选择测量时间。

（二）素质目标

1. 培养物理观念、科学思维。
2. 培养描述、处理、分析、评价实验探究结果的能力。

二、实 验 器 材

计算机、"放射测量仿真系统"软件。

三、原理及软件介绍

（一）原理

实验证明，在对长寿命放射性物质活度进行多次重复测量时，即使周围条件相同，每次测量的结果仍不相同。由于放射性衰变并不是均匀地进行，所以在相同的时间间隔内作重复的测量时，测量的放射性粒子数并不严格保持一致，而是在某平均值附近起伏。通常把平均值$\bar{n}$看作是测量结果的概率值，并用它来表示放射性活度，而把起伏带来的误差叫作测量的统计误差，习惯用标准误差$\pm\sqrt{n}$来表示。可将一次测量的结果当作平均值，并作类似的处理后计为$N\pm\sqrt{N}$。

对测量数据进行高斯拟合，可得到实测值和理论值的吻合情况，如图 44-1 所示。高斯拟合曲线定义为：$P(n) = ae^{-(N-\mu)^2/2\sigma^2}$，拟合结果中均值 μ 为 N，方差 σ 为 $\sqrt{N}$。

计数的相对标准误差为：

$$\pm\frac{\sqrt{N}}{N} = \pm\frac{1}{\sqrt{N}} \tag{44-1}$$

用于说明测量的准确度。当 N 大时，相对标准误差小，因而准确度高；反之则相对标准误差大，准确度低。为了得到足够计数 N 来保证准确度，就需要延长测量时间 t 或增加相同测量的次数 m（本仿真实验平台默认每次测量时间为 10s，可以通过调整测量次数实现测量计数增加）。可知，时间 t 内测得结果的计数率标准误差为：

$$\pm\frac{\sqrt{N}}{t} = \pm\sqrt{\frac{N}{t^2}} = \pm\sqrt{\frac{n}{t}} \tag{44-2}$$

计数率的相对标准误差 E 表示为：

$$E = \pm \frac{\sqrt{\dfrac{n}{t}}}{n} = \pm \frac{1}{\sqrt{nt}} \tag{44-3}$$

若实验重复进行 m 次，则平均计数率的标准误差等于：

$$\pm \sqrt{\frac{n}{mt}} \tag{44-4}$$

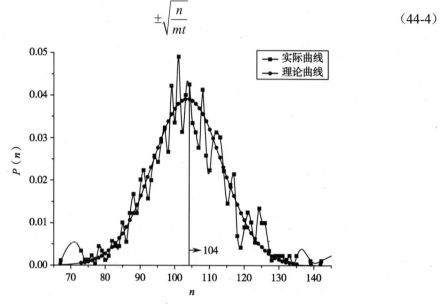

图 44-1　放射统计测量计数与理论曲线

在相同的测量时间和测量次数情况下，不同活度的同种放射源测量得到的统计平均值与其活度成正比。

（二）软件介绍

放射测量仿真系统软件主界面如图 44-2 所示。

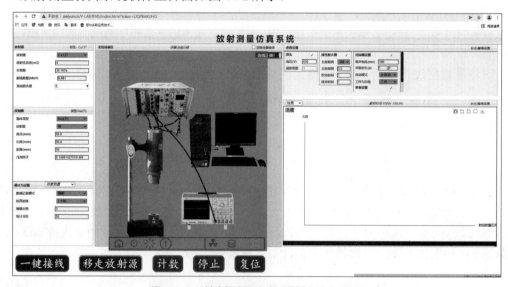

图 44-2　放射测量仿真系统软件主界面

四、内容与步骤

1. 扫描本实验提供的二维码，根据所提供的路径获取仿真实验软件，进入实验资源登录界面，输入用户名和密码后进入实验资源选择界面，选择"放射测量仿真实验"，进入仿真系统后，在"模式与设置"中选择"活度测量"，进入放射统计测量模块。

2. 选择"一键接线"，也可点击"实验场景区"中相应的链接端口，实现手动线路链接。

3. 在"放射源"下拉列表中选择 Cs137 放射源，注意此时默认活度为 4nCi，然后点击界面下方"放置放射源"按钮。

4. 在"模式与设置"参数区，采用默认的测量次数为 50，统计分区为 50，点击"计数"按钮，开始测量计数，可看到右侧统计表中在依次增加测量次数与测量值，如图 44-3（a）所示。也可选择用绘图刷新显示测量数据。测量结束后，点击工具栏的"高斯拟合"按钮 $\bigwedge$，对测量结果进行拟合，如图 44-3（b）所示。

5. 根据统计测量原理，当测量时间和测量次数较少时，单个统计分区的计数较少，拟合结果误差较大。为了减小误差，可以增加测量次数，也可以减少统计分区数。图 44-4 所示为测量次数为 1 000，统计分区为 20 的测量和拟合结果。记录拟合结果 $\mu = 468.80$。

6. 将放射源选为自定义，源半衰期默认是 30.167a，说明仍为 ^{137}Cs 源，自定义放射性活度为 9nCi。采用与步骤 5 完全相同的测量设置，进行测量拟合，结果如图 44-5 所示。记录其拟合结果 $\mu = 962.57$。注意，测量条件必须完全相同。基于步骤 6 和步骤 7 的测量均值和活度之间的关系，可以得出活度 - 计数关系直线 $y = kx + b$。

定标器数据记录表	记录数量:50	☐ 绘图 导出
次数 ▲	时间	数量
1	10	1161
2	10	1178
3	10	1230
4	10	1227
5	10	1156
6	10	1188
7	10	1219
8	10	1173
9	10	1175
10	10	1192
11	10	1210
12	10	1182
13	10	1227

（a）

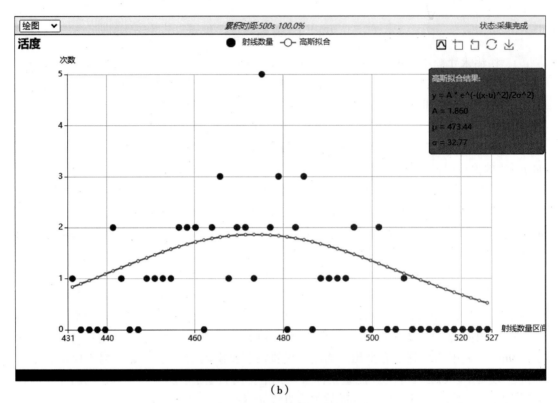

（b）

图44-3 统计测量计数和统计显示
（a）计数列表显示；（b）统计绘图显示。

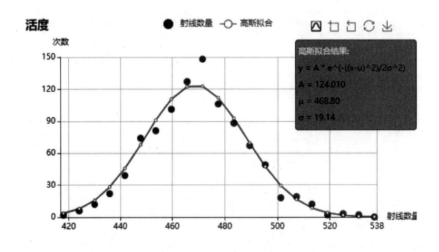

图44-4 4nCi 的 ^{137}Cs 源统计测量数据与拟合结果

7. 将放射源选为活度未知源，设定源半衰期 30.167 年，说明仍为 ^{137}Cs 源，但活度未知（系统随机设置某活度）。采用与步骤 5 完全相同的测量设置，进行测量拟合，结果如图 44-6 所示。记录其拟合结果 $\mu = 1\,147.86$。注意，测量条件必须完全相同。

8. 将均值 $\mu = 1\,147.86$ 代入步骤 6 得出的关系直线，可计算得出未知源的活度值（图 44-7）。

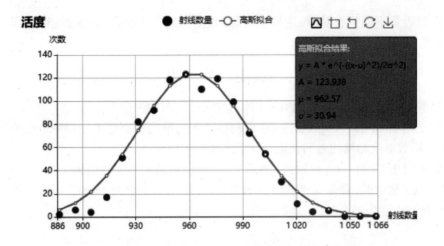

图 44-5　9nCi 的 ^{137}Cs 源统计测量数据与拟合结果

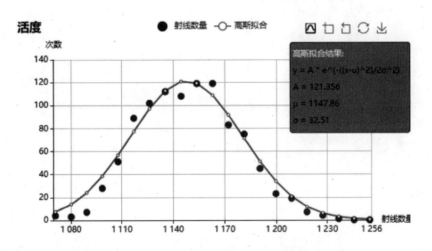

图 44-6　未知活度 ^{137}Cs 源统计测量数据与拟合结果

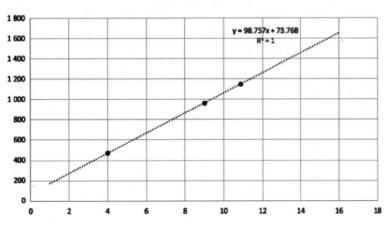

图 44-7　经活度 - 计数关系直线可得到未知源的活度为 10.876nCi

9. 自行设置不同的放射源、测量次数等，重复上述步骤实验，并探索相应结果，评估其测量准确性。

五、思 考 题

1. 步骤 5,6,7 中测量得到的数据，其相对误差分别为多少？

2. 如采用 2nCi 的 ^{137}Cs 放射源，希望测量结果的准确性不低于 1/1 000，系统测量的效率为 70%，那么单次测量的时间长度不少于多少秒？

3. 如采用 2nCi 的 ^{137}Cs 放射源，测量一段时间，经高斯拟合均值为 1 400。另外一个未知活度的 ^{137}Cs 放射源，测量条件和时间均相同，高斯拟合均值为 2 500。则未知放射源活度为多少？其精确度为多少？

（石继飞）

实验四十五　核素示踪仿真实验

一、实 验 目 标

（一）知识目标
1. 了解核素示踪的原理与方法。
2. 掌握核医学成像与其他成像手段的区别。

（二）素质目标
1. 养成认真、细致、严谨的工作作风。
2. 培养初步的科学研究能力。

二、实 验 器 材

计算机、"核素示踪仿真实验"软件。

三、原理及软件介绍

（一）原理
1. 核素示踪原理　一种元素的所有同位素具有相同的化学性质，引入生物体后发生完全相同的化学变化、免疫学反应和生物学过程，生物体或生物细胞不能区别它们，所以可以用具有放射性的同位素去代替参与反应的普通化学元素。因为放射性核素发射具有一定穿透能力的 γ 射线，通过成像仪器探测和记录可以在体外得到脏器组织的状态、位置、大小和功能变化。这种方法称为放射性核素的示踪技术。所以放射性核素显像实际上是一种以脏器内、外或脏器内各组织之间，脏器与病变组织之间的放射性药物浓度差别为基础的显像方法。不同脏器组织、不同病变或以不同目的检测同一组织都是通过改变显像剂来实现，这是它与 CT、核磁共振、超声显像的最大差别。

2. 核素示踪的基本方法

（1）合成代谢：利用脏器和组织的正常合成功能需要某种元素或一定化合物的性质，引入该元素放射性同位素进行标记实现体外成像。比如通过甲状腺对放射性碘的代谢功能来实现对甲状腺的位置、功能状态、结节情况进行成像。

（2）细胞吞噬：吞噬细胞具有吞噬异物的功能，把放射性核素做成胶体颗粒或小聚合人血清白蛋白等，经静脉或皮下注入人体内后，作为机体异物可被吞噬细胞吞噬。在含吞噬细胞丰富的器官如肝、脾、骨髓和淋巴的组织中含有了较多的放射性核素，因而显像。也可以利用白细胞的吞噬功能进行放射性标记，放射性药物注入血流后聚集于脓肿或血栓部位，进行定位显像。

（3）流经通道（流动通气）：用放射性核素进入循环通路的过程，可显示该通路及有关器官的影像。比如经腰穿刺将放射性药物 ^{99m}Tc-DTPA 注入蛛网膜下腔，测得脑脊液流动的速度和流通情况，还可使蛛网膜下腔间隔（包括各脑池）相继显影，观察脑脊液循环状态。又比如密闭系统中用放射性气体 ^{133}Xe，^{81m}Kr 可使呼吸道、肺泡显影，判断呼吸道的通气功能。

（4）血流灌注：由静脉快速注入放射性药物，依次通过腔静脉、右心房、右心室、肺血管床、左心房、左心室、升主动脉、主动脉弓而到达降主动脉，用于判断心及大血管的畸形等先天性心血管疾病和一些获得性心脏疾病，实现放射性核素心血管动态显像。当显像剂随血流从动脉向相应脏器血管床灌注时，可得到该脏器的动脉灌注影像，从而判断占位性病变的性质。

（5）暂时性微血管栓塞：正常毛细血管直径 7～10μm，直径>10μm 的颗粒性放射性药物可暂时性栓塞毛细血管。例如 ^{99m}Tc- 大颗粒聚合人血清白蛋白 ^{99m}Tc-MAA 等，注入静脉后随血液循环，由于这些颗粒直径大于肺毛细血管直径就会受阻而不能通过，所以流经肺毛细管时会形成暂时性阻塞，嵌顿于部分肺毛细血管床内使肺显影。这些颗粒随机分布的数目与局部肺动脉血流灌注成正比，因而放射性分布反映了肺动脉血流灌注的情况。

（6）选择性摄取：根据某类组织选择性地摄取某种放射性核素的性质，使该组织显像的示踪方式称为选择性摄取。当该组织器官发生病变时，对放射性药物有选择性摄取作用。选择性摄取的例子很多，比如具有正常血供和功能的心肌细胞，能选择性地摄取某些碱性离子或核素标记的化合物，进行心肌平面或断层显像，而血供较差的心肌组织，坏死组织则轻度显像或不显像，从而可以得到心肌灌注的图像。有些病变组织对放射性药物有选择性的摄取作用，恶性肿瘤细胞对某些放射性药物有较高的亲和力，使放射性核素在组织中的分布出现差异，产生了成像的条件。

（二）软件介绍

本软件由图片和动画模拟组合形成，软件主界面见图 45-1。软件几乎囊括了目前核素示踪的全部基本方式，用动画模拟了示踪的基本原理和药物流通的各类通道及栓塞、药物选择的各种属性，对提高学生学习核医学基础知识水平，提高学习兴趣有很大的促进作用。

四、内容与步骤

1. 打开计算机。

2. 扫描本实验提供的二维码，根据所提供的路径获取仿真实验软件。

3. 运行"核素示踪仿真实验"软件，进入主界面，如图 45-1 所示。

4. 点击"合成代谢"，观察放射性碘在甲状腺中的示踪过程。

5. 点击"细胞吞噬"，观察细胞吞噬过程。

6. 流经通道

（1）点击"经腰椎穿刺"观察放射性药物进入循环通路过程。动画展示了将放射性药物 ^{99m}Tc-DTPA 注入蛛网膜下腔得到脑脊液流动的速度和流通情况，还可使蛛网膜下腔间隔（包括各脑池）相继显影，观察脑脊液循环状态。

（2）点击"吸入放射性气体"，动画展示了在密闭系统中放射性气体 ^{133}Xe，^{81m}Kr 使呼吸道、肺泡显影，判断呼吸道的通气功能。

7. 点击"血管灌注"，通过动画观察由静脉快速注入放射性药物，显像药剂随血流从动脉向相应脏器血管床灌注的过程，以便得到脏器的动脉灌注影像，从而判断占位性病变的性质。

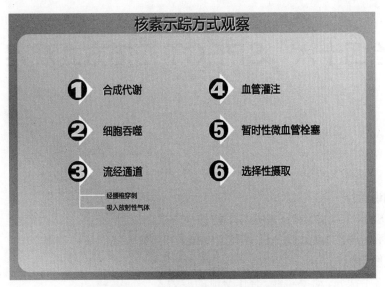

图 45-1　核素示踪仿真实验主界面

8. 点击"暂时性微血管栓塞"，观察当药的颗粒大于毛细血管的直径时流动受阻形成暂时性阻塞，嵌顿于部分肺毛细血管床内使肺显影的过程。

9. 点击"选择性摄取"，观察具有正常血供和功能的心肌细胞，通过选择性地摄取某些碱性离子或核素标记的化合物，显示得到心肌灌注图像原理。

五、思 考 题

1. 简述核素示踪的基本原理。
2. 核素示踪方式主要有哪些？

（王广新）

实验四十六　SPECT扫描方式观察

一、实 验 目 标

（一）知识目标
1. 熟悉SPECT机的结构，掌握基本的扫描方式。
2. 掌握不同要求的形态与功能成像中SPECT扫描方式的最佳选择。

（二）素质目标
1. 培养自主探究、动手实践、合作交流的能力。
2. 培养严肃认真、实事求是的科学实验态度。

二、实 验 器 材

计算机、"SPECT扫描方式观察"软件。

三、原理及软件介绍

（一）原理
SPECT反映核素标记物在组织器官中的分布情况，疾病会改变其分布，所以可用于医学诊断。

1. 平扫　信号的采集一般称为扫描，由于平扫采集到的信号是准直器对准方向上不同厚度处的组织发射信号的总和，所以平扫得到的图像是前后组织γ射线重叠影像，不能很好地显示病灶的真实状况，主要用于各脏器的二维平面显像，如肝、甲状腺、肾、脑等。本实验展示了全身平扫骨显像和不同方向平扫肺显像的过程。

2. 横断面成像扫描　为了克服影像重叠的缺点，在X-CT机的启发下，把γ照相机探头围绕身体旋转360°或180°进行完全角度或有限角度取样，通过计算机重建各种方向的符合临床要求的体层像，这种成像方式称为单光子发射型计算机断层成像（SPECT）。X-CT是使射线绕人体旋转，采集衰减后的透射信号，记录的是射线通过人体组织后吸收量的变化，而SPECT是利用放射性同位素作为示踪剂，在人体外记录组织中放射性示踪剂分布的变化。目前SPECT有单探头、双探头、三探头、四探头4种。单探头的SPECT不作移动扫描时即是γ照相机，临床最受欢迎的是双探头的仪器，通过一次扫描就能采集全部数据，我们的仿真实验中展示了单探头、双探头SPECT的数据采集过程。

3. 静态扫描与动态扫描
（1）静态扫描：在极短时间段内采集信号，所成图像反映某一时刻组织器官的图像。
（2）动态扫描：按一定时间间隔快速采集脏器动态变化的影像，适用于各种脏器血流显像与动态功能研究。比如显示肾脏尿液形成过程，进行肾功能研究；又如利用亚氨基二乙酸(IDA)类药物,在静脉注射后与血液中的蛋白质结合,经过肝脏时被肝的多角细胞摄取,分泌物入胆小管,在胆汁内高度浓聚,随胆红素经胆道排出到肠腔,利用不被肠道黏膜吸收的特点,来动态观察显像剂在肝、胆道、胆囊和肠腔内放射性摄取和排除情况,以了解它们的形态及功能。肝细胞功能正常是肝胆显影的前提,胆道通畅是放射性药物聚集和胆囊、肠道显影的条件。

(二)软件介绍

本软件通过对实际应用的SPECT仪对患者使用过程的摄影、录像、屏幕截图及动画模拟等组合形成,主界面见图46-1,再现了单探头和双探头SPECT仪的结构与工作原理。利用多媒体手段,既展示了模拟动画的原理,又包含了实际仪器的动态扫描过程,囊括了目前核素示踪的基本方式、SPECT基本扫描所有手段以及适合诊断的所有组织器官,解决了学生在核医学学习中既看不到仪器又无实验可做的问题。

四、内容与步骤

1. 打开计算机。
2. 扫描本实验提供的二维码,根据所提供的路径获取仿真实验软件。
3. 运行仿真实验软件"SPECT扫描方式观察",进入主界面,如图46-1所示。

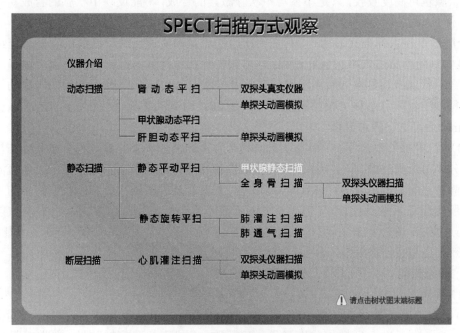

图46-1　SPECT成像扫描方式观察主界面

4. 点击"仪器介绍",注意观察单探头和双探头SPECT机的组成部分及各部分的功能。

5. 动态扫描

(1)肾动态平扫-双探头真实仪器,展示了开机、仪器界面设置、药物注射及肾动态扫描的全过程。

点击"单探头动画模拟",进入界面,展示了单探头机肾脏动态平扫的全过程。肾动态显像包括反映肾血流灌注显像及反映肾功能的动态显像。经静脉弹丸注入能被肾实质浓聚而又迅速经尿液排出的放射性药物，应用 SPECT 连续或间隔一定时间多次采集系列影像，可以观察到显像剂通过腹主动脉、肾动脉、肾实质和尿路的动态过程。经计算机影像处理后，可获得肾血流灌注图像、功能动态图像以及绘出双肾的时间 - 放射性曲线（肾图）。患者仰卧位，探头对准双肾及膀胱，肘静脉弹丸注入显像剂，同步开始采集。动态像：每分钟 1 幅采集 20min；血流像：每秒 1 幅采集 60s。肾血流像是注入显像剂后 8～10s 腹主动脉显影清晰，2s 左右以后，双肾出现影像。随着时间延长，肾影逐渐清晰，表明显像剂通过动脉期和毛细血管相进入静脉期。双肾血流灌注曲线的形态和放射性活度左右两侧相似，峰时差小于 1s。扫描结果界面（1）显示动态记录过程，点击（2）显示肾脏血流动态像，点击（3）显示肾功能像，记录了尿液形成的过程。单探头动画模拟了肾功能像的形成过程。

（2）点击"甲状腺动态平扫"，观察甲状腺动态成像过程。将放射性 ^{131}I 引入人体后即被甲状腺组织摄取。在体外用特定的显像装置探测 ^{131}I 所发射的 γ 射线，即可得到甲状腺的部位、大小及形态。但 ^{131}I 主要发射 β 射线，而 γ 射线只占 1%，正常人的吸收高峰出现于 24h 后。因其半衰期较长，射线能量高，患者吸收剂量大，临床很少使用，只用来进行异位甲状腺或甲状腺癌转移灶的寻找，以及治疗甲状腺功能亢进和甲状腺癌。而 ^{99m}Tc 为 I 的同族元素，甲状腺也可高度吸收，只是不参与甲状腺激素的合成，不能反映甲状腺的合成功能。但其价格便宜，制备简单，故临床常规检查时常常使用。

经肘静脉注入弹丸式显像剂，其在甲状腺的流量和流速反映甲状腺的功能。连续快速记录显像剂随动脉进入甲状腺的过程，即可获得甲状腺及其病灶部位的血流灌注和功能情况，结合甲状腺静态显像判断甲状腺病变的血供状况，注入 ^{99m}Tc 显像剂后同步启动显像装置，以每秒 1 帧或每 2 秒 1 帧的速度进行采集 30s，得到动态显像，界面上给出了血流动态图，20min 后可进行静态显像。

（3）点击"肝胆动态平扫 - 单探头动画模拟"，观察肝胆动态显像过程。按其动态显像顺序，可分为血流灌注像、肝实质像、胆管排泄像和肠道排泄像四期。动画显示了血流灌注过程：自静脉注射后即刻至 30～45s，心、肺、肾、大血管及肝脏依次显影。我们给出的 4 张图片是：肝实质像 1 张，肝脏于注射后 1～3min 清晰显影；胆管排泄像 2 张，肝脏将放射性药物分泌入胆道，注射后 5min 胆管内即可出现放射性，逐次显现左右肝管、肝总管和胆囊管、胆囊影像；肠道排泄像 1 张，显示了放射性药物排入肠道。

6．静态扫描

（1）静态平动平扫

1）点击"甲状腺静态扫描"观察静态成像过程。静脉注射显像剂 ^{99m}Tc，剂量为 5～10mCi，20min 后进行显像。若怀疑异位甲状腺、寻找甲状腺癌转移灶，空腹口服 0.05～0.1mCi 的 ^{131}I，24h 后对可疑部位或全身进行显像。动画给出了扫描过程及重建的图像。

2）点击"全身骨扫描 - 双探头仪器扫描"，以双探头仪器为例平扫，观察全身骨骼显像过程。动画给出了开机、界面设置、扫描过程显示等步骤。需要注意的是扫描方式是床（人体）进而探头不动，探头上装有红外装置，自动调整探头与人体的距离，画面可见由头部过渡到胸部探头自动抬高，到腹部至腿部自动降低，从而使衰减矫正趋于合理，成像质量大大提高。骨组织由无机盐和有机物组成。构成无机盐的主要成分是羟基磷灰石晶体。它可以经常与血液中的各种离子或化合物进行充分的离子交换或化学吸附作用。静脉注射 ^{99m}Tc 标记的磷酸盐化合物 ^{99m}Tc-MDP 20～30mCi，可以通过化学吸附方式与骨骼中的羟基磷灰石晶体进行离子交换和化学吸附作用，也可与骨胶原结合而沉积在骨骼上，辐射 γ 射线而成像。放射性药物集聚于骨代谢活跃的部位，影响骨代谢活跃的最主要因素有两方面：一是局部的血流状况，局部血流量增加，聚集增加；二是交感神经兴奋，毛细血管收缩，聚集减少。以此特性作为疾病诊断的基础。

3）点击"单探头动画模拟"：单探头仪器的扫描原理与双探头相同，只是获得数据的时间较长，动画给出了扫描获得信号数据的过程。

（2）静态旋转平扫

1）点击"肺灌注扫描"，进入界面，出现"肺灌注扫描"获得信号成像过程的动画，模拟了单探头机旋转扫描。为了诊断需要，有时需要得到组织脏器各角度的影像。示踪方式采用暂时性微血管栓塞，注入静脉的颗粒直径大于肺毛细血管直径，所以流经肺毛细管时会形成暂时性阻塞，嵌顿于部分肺毛细血管床内使肺显影。这些颗粒随机分布的数目与局部肺动脉血流灌注成正比，即能反映肺部的血流状况。

2）点击"肺通气扫描"，出现肺通气扫描获得信号成像过程的动画。示踪采用放射性核素进入循环通路的方式，将 ^{99m}Tc-DTPA（二乙烯三胺五乙酸）20～30mCi，利用气溶胶雾化器将其溶液雾化，经呼吸道吸入，待其充盈气道和肺泡并达到平衡浓度后，其在肺内的分布与肺的局部通气量正相关。在体外使用仪器使之显像，判断肺部的局部通气功能。肺通气 / 灌注显像是诊断肺栓塞、慢性阻塞性肺部疾病、肺肿瘤术前判断和术后残留肺功能预测等最重要的方法之一。它的主要标志是肺灌注显像的放射性分布缺损区面积与肺通气显像所见缺损区面积不匹配，二者对照比对，根据匹配状态进行诊断。

7. 断层扫描 - 心肌灌注扫描

（1）点击"双探头仪器扫描"，通过界面动画观察探头位置调整过程，对于心脏断层扫描，单探头需要旋转 180°，双探头旋转 90° 即可。观察可见探头上的红外装置自动调整探头与成像部位的距离尽量保持相等，以使衰减补偿更接近实际。

心肌灌注显像是利用正常的心肌细胞能够选择性摄取某些碱性离子 K^+ 或核素标记化合物，其摄取量与局部心肌的血流量正相关，正常的心肌对显影剂的摄取正常。而缺血或者坏死的心肌由于血流减少，对显影剂的摄取减少，从而出现放射性分布稀疏缺损区。常用显像剂：^{201}Tl（铊）、^{99m}Tc-MIBI。负荷显像：患者先进行运动负荷试验，待达到目标心率后注入显像剂 ^{201}Tl 2～3mCi。等待 5min 或 ^{99m}Tc-MIBI 注入 20mCi 1h 后进行断层显像。探头从右前斜 45° 顺时针旋转 180°，每 5.6° 一帧，共 32 帧。采集结束后利用计算机断层软件，获得心肌水平长轴、垂直长轴及短轴的图像。

静息显像，患者无须行运动负荷试验。注入 2～3mCi ^{201}Tl，5min 后行早期显像，2～3h 后行延迟显像。如果使用 ^{99m}Tc-MIBI，采集信号时间会有所不同。我们的实验得到了心脏短轴、水平长轴及垂直长轴的断层图像。

（2）点击"单探头动画模拟"，界面中呈现出单探头旋转扫描得到心肌短轴断层血流灌注图像的扫描过程及断层图像。动画模拟中，心脏向各方向辐射射线，但探头只接受朝向准直器的射线。

五、思 考 题

1. SPECT 信号采集过程与 X-CT、MRI 有何不同？
2. 得到组织器官形态与功能图像的依据是什么？
3. 为什么能实现功能成像？

（王广新）

实验四十七　PET 成像原理仿真实验

一、实 验 目 标

（一）知识目标

1. 了解 PET 原始数据采集微观过程。

2. 熟悉探测器、活度、扫描时间等对 PET 图像质量的影响规律。

3. 掌握重建算法及滤波类型对 PET 图像分辨率的影响规律。

（二）素质目标

1. 提升综合运用专业知识的能力。

2. 提高创新思维能力。

二、实 验 器 材

计算机、"PET 成像原理仿真"软件。

三、原理及软件介绍

（一）原理

1. PET 原始数据采集　PET 是利用放射性核素进行人体组织器官代谢功能显像模式。利用标记有特定的放射性核素（一般为 ^{18}F）药物引入人体后，待测脏器在对药物进行特异性吸收、聚集、排泄等代谢的过程中同时释放出射线，利用探测器测量射线强度随时间的变化，可以获知脏器对药物的代谢过程是否正常，从而判断脏器功能的好坏。

^{18}F 随机性放出的正电子，在人体组织中随机性飞行一段距离（平均 2.5mm）后，和电子发生湮灭效应，产生方向随机的一对光子反向运动，到达探测器环上相对的两个探测器上进行符合探测输出一个探测器事件，又称为响应线（line of response，LOR）。一条响应线填充到原始数据空间的一个点上，该空间的横、纵坐标分别为角度 θ 和离几何中心的距离 R，如图 47-1 所示。单个体素的原始数据在数据空间中表现为一条正弦曲线，因此 PET 的原始数据空间也称为正弦图。

2. PET 图像重建　PET 成像系统中，由于符合探测计数率低及人体衰减、吸收等一些因素的影响，采集到的数据含有大量噪声且随机性较大，这就决定了投影数据重建图像的不确定性。因此，PET 图像的重建过程是一个求优化解而非精确解的过程。目前，较经典的重建方法有解析法和迭代法。

（1）解析法：是断层重建中最早使用的方法，经典算法是反投影法（BP）和滤波反投影法（FBP）。BP 重建的基本思想是：对某一投影角度下的投影数据，按其投影方向的反向填充图像空间，从而得到重建图像。而 FBP 则是某一投影角度下的投影数据与滤波器进行卷

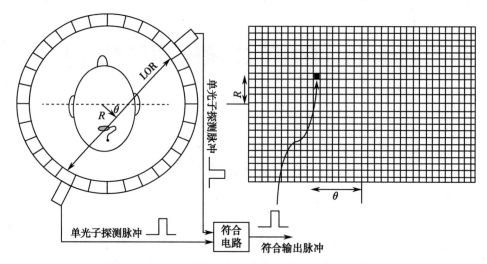

图 47-1　PET 成像空间几何和原始数据填充示意图

积，获得修正后的投影数据，对修正后投影数据作反投影重建出图像。

（2）迭代法：是从一个假设的初始图像出发，采用迭代的方法将理论投影值与实测投影值进行比较，在某种最优化准则指导下寻找最优解。

（二）软件介绍

PET 成像原理仿真实验软件如文末彩图 47-2 所示。左侧上部为参数设置区，包括探测器、样品活度、扫描时间、重建方法等。左侧下部可选择不同样品模型，包括单体素模型、多体素模型、栅格分辨率模型、脑肿瘤模型等。中间上部为原始数据检测微观动态展示区。中间下部为正弦图动态填充显示区。右侧为 PET 图像动态重建显示区。最下部为功能按钮区，包括扫描、保存数据、重建、保存图像和窗宽窗位等。信噪比、分辨率等测量，可以打开图像工具后展开。

四、内容与步骤

（一）电子湮灭和光子对符合探测

1. 扫描本实验提供的二维码，根据所提供的路径获取仿真实验软件，点击"PET 仿真 -- PET 操作室"，进入"PET 成像原理仿真"软件。

2. 观察界面中 PET 动画区的动画，引导学生回忆正电子飞行距离、正电子湮灭现象、光子对符合探测、探测器结构等理论知识点，巩固所学知识。

（二）PET 成像过程

1. "参数设置"栏，如图 47-3 所示，设置探测器半径为 200mm，固定探测器个数为 400，自动计算探测器长度，即探测器弧形长度，其他参数不变。

2. "样品选择"栏，如图 47-4 所示，通过下拉菜单选择"样品 1"，即中心点模型。

3. 点击扫描，在"正弦图"区观察正弦图的实时填充过程。

4. 扫描结束后，点击"重建"，在图像区观察滤波反投影实时重建过程。

5. 点击"保存图像"，保存重建图，并计算重建图像的半高宽（full width at half maximum，FWHM），得到 PET 空间分辨率。

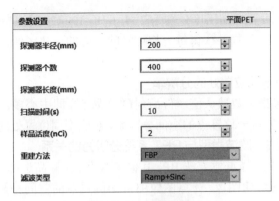

图 47-3　参数设置

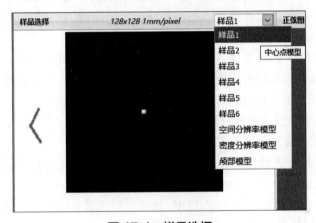

图 47-4　样品选择

6. 分别设置探测器半径值（200mm、300mm、400mm、500mm、600mm、700mm），固定探测器个数为 400，自动计算探测器长度。其他参数不变，重复步骤 1 至 5，得到不同探测器半径值对应的空间分辨率，以空间分辨率为纵轴，探测器半径为横轴，绘制关系图。

7. 实验参数　探测器个数 400，扫描时间 10s，活度 2nCi，重建方法 FBP，滤波器类型：Ramp＋Sinc。记录并观察图像变化。

（三）扫描时间与成像质量

1. "参数设置"栏，设置扫描时间分别为 15,20,25,30,35,40，其他参数默认，样品选择"样品 1"，即中心点模型。扫描并获得每一扫描时间对应的重建图像，计算空间分辨率，绘制关系图。

2. "参数设置"栏，设置扫描时间分别为 15,20,25,30,35,40，其他参数默认，样品选择"样品 6"，即 PET 字母模型。扫描并获得每一扫描时间对应的重建图像，计算信噪比（SNR）和对比度噪声比（CNR），绘制关系图。

（四）样品活度与成像质量

1. "参数设置"栏，设置样品活度分别为 2,4,6,8,10,12，其他参数默认，样品选择"样品 1"，即中心点模型。扫描并获得每一扫描时间对应的重建图像，计算空间分辨率，绘制关系图。

2."参数设置"栏,设置样品活度分别为 2, 4, 6, 8, 10, 12,其他参数默认,样品选择"样品 6",即 PET 字母模型。扫描并获得每一扫描时间对应的重建图像,计算 SNR 和 CNR,绘制关系图。

（五）PET 视野中不同位置处的分辨率

"参数设置"栏中选择参数默认值,样品选择"样品 5",即中心多点对称模型。扫描并获得重建图像,计算图像中每一位置点的空间分辨率,对比不同位置处的分辨率。

（六）图像重建算法及滤波类型与 PET 系统分辨力的关系

1."参数设置"栏中选择重建方法 BP,其他参数默认,样品选择"样品 5",即中心多点对称模型。扫描并获得重建图像,计算图像中每一位置点的空间分辨率,对比不同位置处的分辨率。

2."参数设置"栏中选择重建方法 FBP,滤波类型选择 Ramp-Lak,其他参数默认,样品选择"样品 5",即中心多点对称模型。扫描并获得重建图像,计算图像中每一位置点的空间分辨率,对比不同位置处的分辨率。

3."参数设置"栏中选择重建方法 FBP,滤波类型选择 Ramp+Sinc,其他参数默认,样品选择"样品 5",即中心多点对称模型。扫描并获得重建图像,计算图像中每一位置点的空间分辨率,对比不同位置处的分辨率。

4.对比以上 3 个步骤的空间分辨率。

（七）不同滤波方法对脑部 PET 图像质量的影响

1."参数设置"栏中选择重建方法 BP,其他参数默认,样品选择"颅部模型"。扫描并重建获得脑部 PET 图像。

2."参数设置"栏中选择重建方法 FBP,滤波类型选择 Ramp-Lak,其他参数默认,样品选择"颅部模型"。扫描并重建获得脑部 PET 图像。

3."参数设置"栏中选择重建方法 FBP,滤波类型选择 Ramp+Sinc,其他参数默认,样品选择"颅部模型"。扫描并重建获得脑部 PET 图像。

4.对比以上 3 个步骤的颅部图像质量,分析不同滤波方法对脑部 PET 图像质量的影响。

（八）选做实验

1."参数设置"栏中选择重建方法 BP,其他参数自行设定,样品选择"颅部模型"。扫描并获得正弦图。点击保存数据,保存当前样品的正弦图。

2.在 MATLAB 或 python 工具中设计重建算法和滤波函数,重建高质量脑部 PET 图像。

五、思 考 题

1. PET 图像的空间分辨率极限是多少？为什么？

2. 符合测量的时间窗应该如何设置最为合理？设置时与什么因素有关？

（罗明艳）

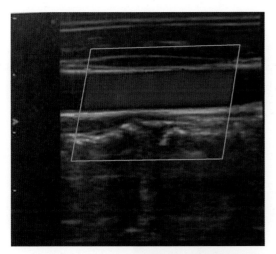

彩图 14-2　彩色多普勒血流成像模式

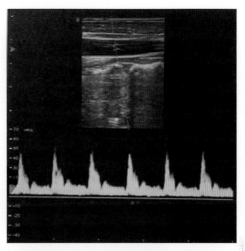

彩图 14-4　脉冲波多普勒成像模式

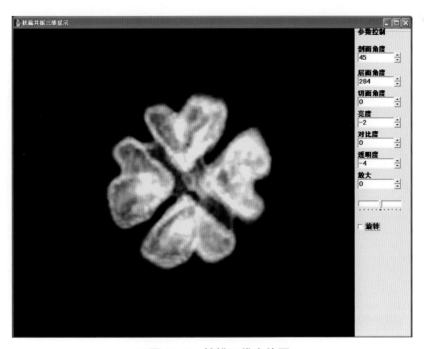

彩图 21-7　核桃三维立体图

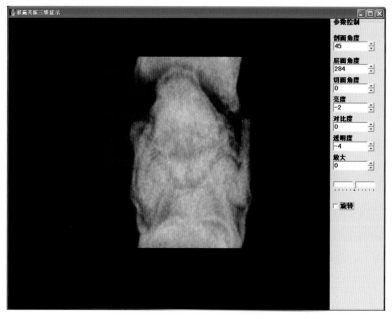

彩图 21-10　鼠三维立体图

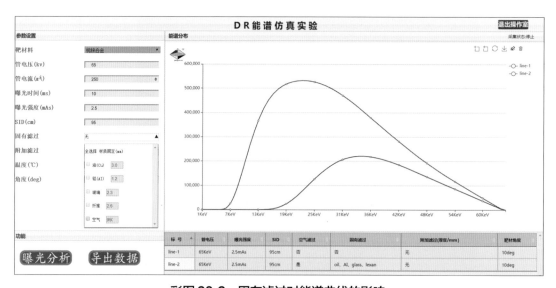

彩图 28-2　固有滤过对能谱曲线的影响

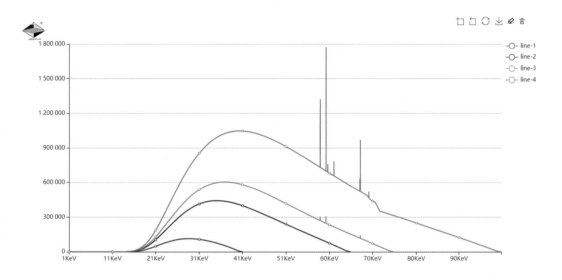

彩图 28-3　管电压与 X 射线能谱的关系

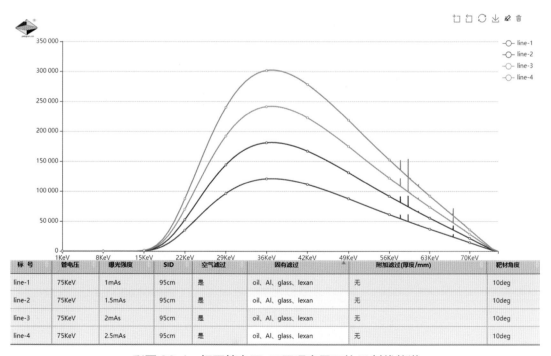

标　号	管电压	曝光强度	SID	空气滤过	固有滤过	附加滤过(厚度/mm)	靶材角度
line-1	75KeV	1mAs	95cm	是	oil、Al、glass、lexan	无	10deg
line-2	75KeV	1.5mAs	95cm	是	oil、Al、glass、lexan	无	10deg
line-3	75KeV	2mAs	95cm	是	oil、Al、glass、lexan	无	10deg
line-4	75KeV	2.5mAs	95cm	是	oil、Al、glass、lexan	无	10deg

彩图 28-4　相同管电压，不同曝光量下的 X 射线能谱

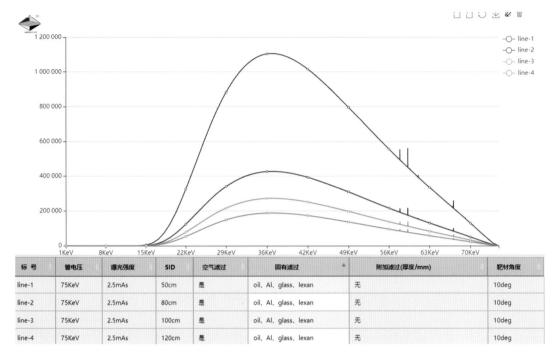

标 号	管电压	曝光强度	SID	空气滤过	固有滤过	附加滤过(厚度/mm)	靶材角度
line-1	75KeV	2.5mAs	50cm	是	oil、Al、glass、lexan	无	10deg
line-2	75KeV	2.5mAs	80cm	是	oil、Al、glass、lexan	无	10deg
line-3	75KeV	2.5mAs	100cm	是	oil、Al、glass、lexan	无	10deg
line-4	75KeV	2.5mAs	120cm	是	oil、Al、glass、lexan	无	10deg

彩图 28-5　相同管电压，不同 SID 下的 X 射线能谱

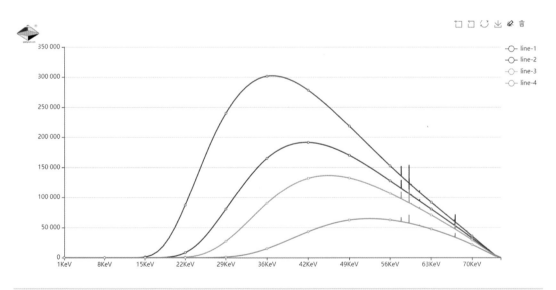

标 号	管电压	曝光强度	SID	空气滤过	固有滤过	附加滤过(厚度/mm)	靶材角度
line-1	75KeV	2.5mAs	95cm	是	oil、Al、glass、lexan	无	10deg
line-2	75KeV	2.5mAs	95cm	是	oil、Al、glass、lexan	Cu(0.1)	10deg
line-3	75KeV	2.5mAs	95cm	是	oil、Al、glass、lexan	Cu(0.2)	10deg

彩图 28-6　相同管电压，不同厚度滤过材料下的 X 射线能谱

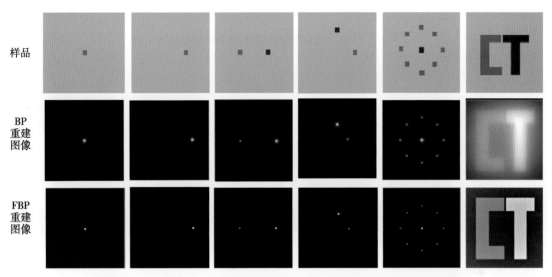

彩图 31-3　样品 1~6 原始数据分别经 BP 和 FBP 重建得到的图像

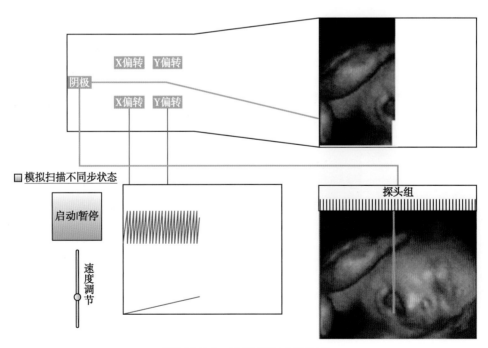

彩图 35-2　B 型超声成像仿真

核磁共振信号的检测及射频中心频率的确定

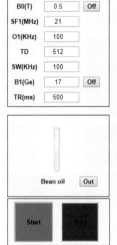

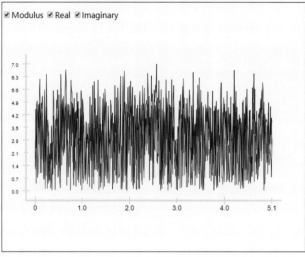

现象：无磁共振信号
提示：是否满足产生磁共振信号的硬件条件？
1)请检查主磁场是否存在？
2)射频场开关是否打开？
3)样品是否置入磁体中心？

彩图 39-3　硬件条件不满足时的提示信息及信号界面

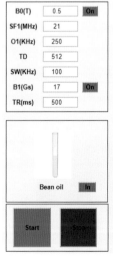

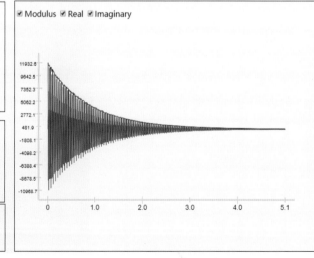

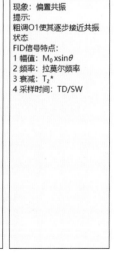

现象：偏置共振
提示：
粗调O1使其逐步接近共振状态
FID信号特点：
1 幅值：$M_0 x \sin\theta$
2 频率：拉莫尔频率
3 衰减：T_2^*
4 采样时间：TD/SW

彩图 39-4　硬件条件和技术条件同时满足时信号界面及提示信息

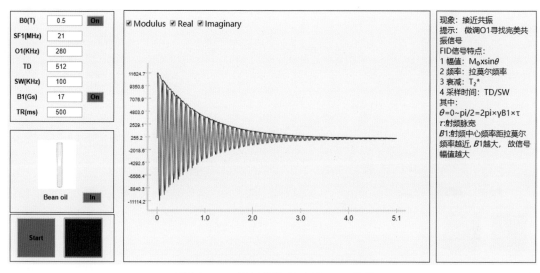

彩图 39-5　接近共振状态的 FID 信号

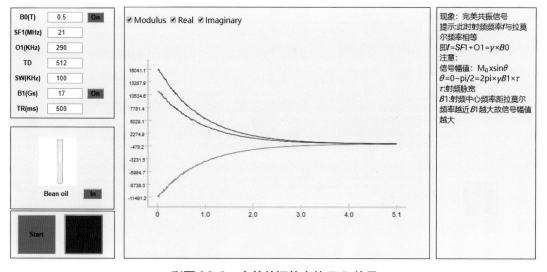

彩图 39-6　完美共振状态的 FID 信号

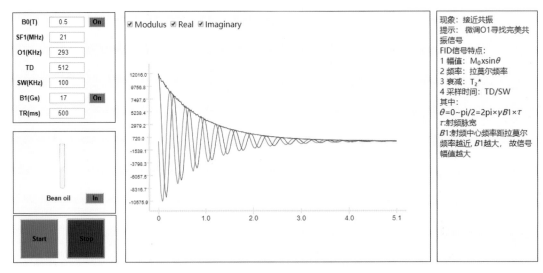

彩图 39-7 接近共振状态的 FID 信号

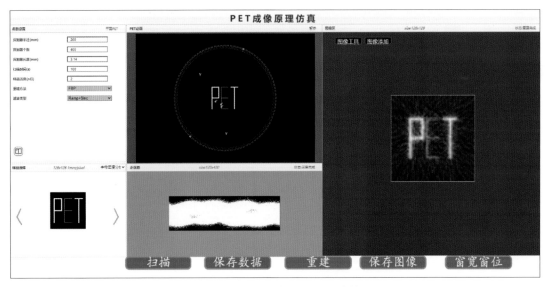

彩图 47-2 PET 成像原理仿真软件界面